国家级职业教育规划教材
对接世界技能大赛技术标准创新系列教材
全国职业院校健康与社会照护专业教材

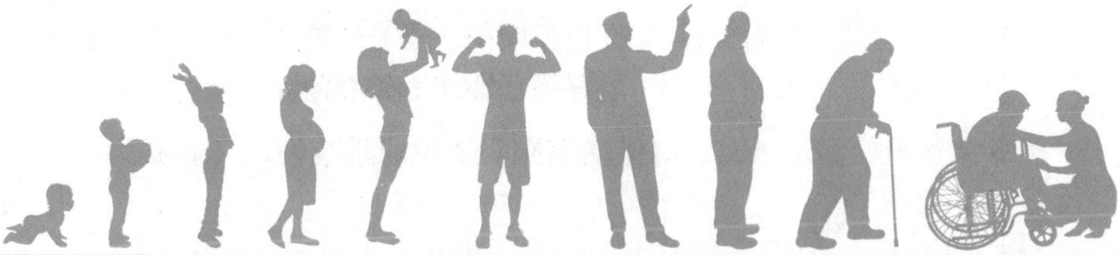

HEALTH AND
SOCIAL CARE

张晓军　主编

心理照护

中国劳动社会保障出版社

worldskills
China

简　介

本教材主要内容包括心理健康与心理照护、慢性病人与急危重症病人的心理照护、手术病人与康复病人的心理照护、孕产妇的心理照护、儿童病人的心理照护、老年病人的心理照护，以及照护从业人员的心理照护。教材内容与健康照护师工作紧密结合，案例丰富，既保证了专业知识的系统性，又能够满足学习者的实际需要。

图书在版编目（CIP）数据

心理照护 / 张晓军主编 . -- 北京：中国劳动社会保障出版社，2021
全国职业院校健康与社会照护专业教材
ISBN 978-7-5167-4748-3

Ⅰ. ①心…　Ⅱ. ①张…　Ⅲ. ①护理学－医学心理学－职业教育－教材　Ⅳ. ①R471

中国版本图书馆 CIP 数据核字（2021）第 015103 号

中国劳动社会保障出版社出版发行

（北京市惠新东街 1 号　邮政编码：100029）

*

北京市艺辉印刷有限公司印刷装订　新华书店经销

787 毫米 × 1092 毫米　16 开本　14.25 印张　229 千字

2021 年 3 月第 1 版　2024 年12月第 5 次印刷

定价：34.00 元

营销中心电话：400-606-6496

出版社网址：http://www.class.com.cn

http://jg.class.com.cn

对接世界技能大赛技术标准创新系列教材

本书编审人员

主　编：张晓军

副主编：叶军妹　杨维祯

参　编：王文文　孔小英　史迎柳　李　青　李　丽　陈冬香

宋新焕　高　恒

主　审：陈小林　汤菊萍

序

世界技能大赛由世界技能组织每两年举办一届，是迄今全球地位最高、规模最大、影响力最广的职业技能竞赛，被誉为“世界技能奥林匹克”。我国于2010年加入世界技能组织，先后参加了五届世界技能大赛，累计取得36金、29银、20铜和58个优胜奖的优异成绩。第46届世界技能大赛将在我国上海举办。2019年9月，习近平总书记对我国选手在第45届世界技能大赛上取得佳绩作出重要指示，并强调，劳动者素质对一个国家、一个民族发展至关重要。技术工人队伍是支撑中国制造、中国创造的重要基础，对推动经济高质量发展具有重要作用。要健全技能人才培养、使用、评价、激励制度，大力发展技工教育，大规模开展职业技能培训，加快培养大批高素质劳动者和技术技能人才。要在全社会弘扬精益求精的工匠精神，激励广大青年走技能成才、技能报国之路。

为充分借鉴世界技能大赛先进理念、技术标准和评价体系，突出“高、精、尖、缺”导向，促进技工教育与世界先进标准接轨，完善我国技能人才培养模式，全面提升技能人才培养质量，人力资源社会保障部于2019年4月启动了世界技能大赛成果转化工作。根据成果转化工作方案，成立了由世界技能大赛中国集训基地、一体化课改学校，以及竞赛项目中国技术指导专家、企业专家、出版集团资深编辑组成的对接世界技能大赛技术标准深化专业课程改革工作小组，按照创新开发新专业、升级改造传统专业、深化一体化专业课程改革三种对接转化原则，以专业培养目标对接职业描述、专业课程对接世界技能标准、课程考核与评价对接评分方案等多种操作模式和路径，同时融入健康与安全、绿色与环保及可持续发展理念，开发与世界技能大赛项目对接的专业人才培养方案、教材及配套教学资源。首批对接 19 个世界技能大赛项目共 12 个专业的成果将于 2020—2021 年陆续出版，主要用于技工院校日常专业教学工作中，充分发挥世界技能大赛成果转化对技工院校技能人才的引领示范作用。在总结经验及调研的基础上选择新的对接项目，陆续启动第二批等世界技能大赛成果转化工作。

希望全国技工院校将对接世界技能大赛技术标准创新系列教材，作为深化专业课程建设、创新人才培养模式、提高人才培养质量的重要抓手，进一步推动教学改革，坚持高端引领，促进内涵发展，提升办学质量，为加快培养高水平的技能人才作出新的更大贡献！

2020 年 11 月

前言

我国卫生健康事业自改革开放以来获得了长足发展，但照护体系特别是长期照护体系的建设还处于起步阶段，从业人员结构不完整，缺乏提供非侵入性护理和康复服务的高素质人才，健康服务供给总体不足与需求不断增长之间的矛盾依然突出。

为此，2016 年国务院印发《“健康中国 2030”规划纲要》，明确提出，到 2020 年，健康服务业总规模超过八万亿，到 2030 年达十六万亿；党的十九大将“实施健康中国战略”纳入国家整体发展战略统筹推进，提出“优化健康服务”；2019 年国务院印发《关于实施健康中国行动的意见》，强调要“加强公共卫生体系建设和人才培养”。按照党中央的要求，人力资源社会保障部围绕“实施健康中国战略”进行了一系列部署，发布了“健康照护师”新职业，《全国技工院校专业目录》增补了“健康与社会照护专业”，出台了《康养职业技能培训计划》。这一系列举措的最终目的是：培养造就大批高素质健康与社会照护职业人才，解决我国“一老一小”健康照护的痛点难题；降低慢性病患者、老年人住院频率，缓解医疗资源紧张的现状；充分满足人民群众日益增长的美好生活需求，增强人民群众的幸福感、获得感。

为贯彻落实中央精神和国家政策，满足社会发展和职业教育不断发展的需要，人力资源社会保障部教材办公室组织世界技能大赛中国技术指导专家、行业企业专家、教学专家等，以世界技能大赛健康和社会照护项目技术文件、健康照护师职业任务、学生毕业后从事岗位的能力需求等为依据，开发了全国职业院校健康与社会照护专业教材。

本套教材着重培养学生的基础能力、照护能力、康复保健能力和管理协调能力，重视人文关怀和心理疏导，强调教材内容的针对性和实用性，做到学为所用、用以促学、学用结合。在教材内容的组织上，部分采用了任务驱动教学法的编写思路，结合具体实例，讲解完成任务所需要的相关知识，介绍完成任务的步骤和注意事项，以引导学生运用所学知识分析和解决实际问题。在教材的表现形式上，注重图片、表格及色彩的运用，增强教材的趣味性和可读性。在教材编写的同时，开发了与教材配套的电子课件。电子课件可登录中国技工教育网（http://jg.class.com.cn），搜索相应的书目，在相关资源中下载。部分教材使用了二维码技术，针对教材中的教学重点和难点制作了演示视频，学生使用移动终端扫描二维码即可在线观看相应内容。

本套教材的编写得到了有关学校的大力支持，教材编审人员做了大量的工作，在此我们表示衷心的感谢！同时，恳切希望广大读者对教材提出宝贵的意见和建议。

人力资源社会保障部教材办公室

目　录

模块一

心理健康与心理照护

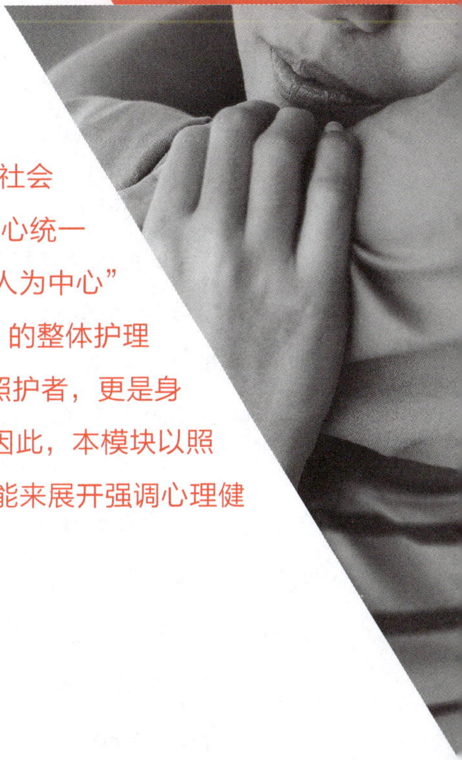

现代医学模式认为健康是人的生理、心理、社会文化等方面都处于良好的状态。病人被看成是身心统一的整体。为适应现代医学模式的需要，“以病人为中心”的责任制护理正在向“以人的健康为中心”的整体护理转变。照护工作者的角色不仅是病人的照护者，更是身心健康的教育者、疏导者和管理者。因此，本模块以照护者应掌握心理学的基本知识和技能来展开强调心理健康与心理照护的重要价值。

课题一
心理学基础

能力目标

- 能知晓心理学概念、心理现象的组成和心理的实质。
- 能知晓情绪的分类和情绪调节的策略。
- 能分析病人的人格心理特征。
- 能知晓各种心理现象在照护中的应用。

健康照护应为照护对象提供生理、心理和社会文化等多方位的整体护理。照护者只有掌握照护对象的心理活动规律，关注照护对象的心理反应及情绪变化，才能采取相应措施开展心理照护，使照护对象生理舒适、心情舒畅，从而提高照护质量。本课题对心理现象进行介绍，使照护者能分析照护对象心理，并在照护工作中科学运用情绪调节策略。

一、心理现象

1. 心理学与心理现象

心理学是研究心理现象发生、发展及其活动规律的科学。心理学的研究对象是心理现象。

心理现象是个体心理活动的表现形式，它是个体在生活中都能体会到的一种最熟悉的现象，包括心理过程和人格两个方面。

2. 心理的主要内容

（1）心理过程

心理过程是心理现象的动态过程，包括认知过程、情绪情感过程和意志过程，即知、情、意。认知过程是个体接收外界输入的信息并经过大脑加工处理转换成内在的心理活动，进而支配个体行为的过程。情绪情感过程是个体在认知输入信息的基础上产生的主观体验和态度。意志过程是推动个体活动并维持个体行为的内在动力。这三个过程是统一的整体，认知过程是个体最基本的心理活动，情绪情感过程和意志过程在认知过程基础上产生和发展，同时对认知过程又有促进作用。

（2）人格

人格也称个性，是个体在社会化过程中形成的相对稳定的特色成分，包括人格倾向性、人格心理特征和自我意识。人格倾向性与社会环境条件及实践活动有关且随环境而变化，是个体对客观世界的态度和行为的内部动力。人格心理特征与个体先天因素有关，是个体稳定的、本质的内在特征。自我意识是一种自我调节系统，反映个体对自身及自身与客观世界关系的觉察状态。

个体的心理过程和人格相互联系，相互依存，相互统一。人格是通过心理过程形成和发展起来的，没有对客观事物的认识、情感体验，以及对客观世界进行积极改造的意志过程，人格就无法形成。同时，人格又会制约和影响个体心理过程，并在心理活动过程中得到表现。心理的结构与关系如图 1–1–1 所示。

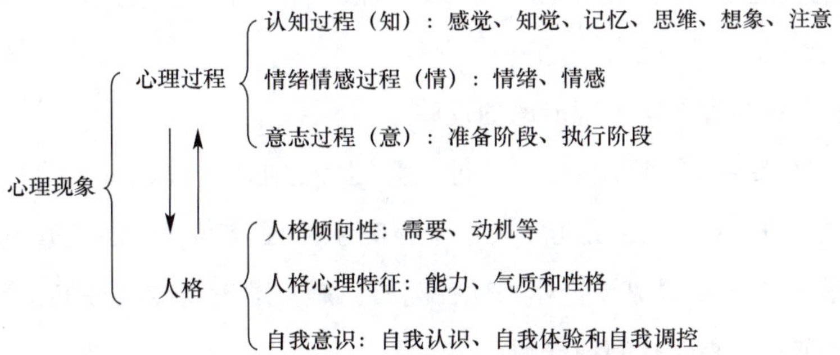

图 1–1–1　心理的结构与关系示意图

3. 心理的实质

（1）心理是脑的功能

1）心理是物种进化的结果

从进化史来看，物种进化到不同的阶段，会产生相应水平的心理现象。无脊椎动物出现感觉，脊椎动物出现知觉，灵长类动物出现思维萌芽。人类随着劳动和语言的发展，人脑得到了高度发展，人的心理达到了抽象思维水平，产生了心理活动的最高形式——意识。

2）心理与脑的发育相关

脑的发育是个体心理发展的物质基础。随着个体从婴儿、幼儿、儿童脑重量的增加和脑皮质细胞的功能成熟，其心理水平也不断提高。

3）脑是心理的器官

病人大脑部位的损伤，在其生理功能发生变化的同时也引起心理变化。例如，额叶区损伤病人会丧失分析计算和检查能力，甚至在性格上变得自制能力差和烦躁不安。事实证明，心理活动直接依赖于脑组织功能。

4）心理过程通过反射活动实现

反射是脑的基本活动形式。脑在反射中起整合作用，即大脑可以同时接受各种刺激，并受经历过的刺激的影响和反馈，使个体的心理活动成为完整、连续的过程，完整地反映个体的客观世界。

（2）心理是人脑对客观现实主观能动的反映

1）心理是客观现实的反映

人脑是产生心理活动的重要器官，是心理活动的物质基础。人脑不能凭空产生心理，要由周围客观现实刺激人的感觉器官，经由神经传入人脑才能产生心理现象。因此，客观现实是心理活动的内容和源泉。心理的内容是客观的，反映外界事物和现象，并由外部事物所决定。

2）心理是对客观现实主观能动的反映

人脑不仅反映客观现实的外部特征，并且经过抽象与概括揭示其本质和规律。心理对客观世界的反映会随所处环境、个体需求和经验的变化发生有选择的主动转移。反映的选择性主要取决于个体的社会需要，是心理主观能动性的最基本表现。

3）社会实践对心理有制约作用

个体在社会关系中的地位影响其心理活动的内容。个体在反映现实的过程中，心理活动会随实践结果、条件的变化而不断发展变化，并通过行为来适应或者改变社会性制约的客观条件，使得反映与客观现实进一步趋同。

二、心理过程

1. 认知过程

人脑通过认知过程能动地反映客观事物及其关系，从而为个体认识环境和改造环境提供依据。认知过程包括感觉、知觉、记忆、思维、想象和注意。

（1）感觉

1）感觉的概念

感觉是人脑对直接作用于感觉器官的客观事物的个别属性的反映。外界刺激物作用于人的感觉器官，经过神经系统加工，在人脑产生各种各样的感觉，如闻到某种气味、看到某种颜色等。感觉是最基本的心理活动，是认知的初级形式。一切较高级的心理活动都在感觉的基础上产生，感觉是人们认识客观世界的基础。

2）感受性与感觉阈限

感受性是感觉器官对适宜刺激的敏感程度，感受性的高低用感觉阈限的大小来度量。感觉阈限是指能引起感觉并持续一定时间的最小刺激量。感觉阈限越低，感受性越高。年龄、身体状态、情绪、个人意向等因素对感受性具有明显影响。照护对象对照护环境的光线、声响和气味等的感受性不同，照护人员对照护对象感受性的变化应有正确认识，尽量营造光线柔和、声响较轻的环境。

3）感觉的特性

①感觉适应：由于刺激物对感觉器官的持续作用而引起感受性变化的现象称为感觉适应。适应可使感受性提高或减弱，如视觉的“暗适应”和“明适应”。大部分感觉都有适应现象，但适应程度和速度有较大区别，温觉、嗅觉的适应很快，而听觉和痛觉则较难适应。

②感觉对比：同一感受器在不同刺激物作用下，其感觉发生强度和性质变化的现象称为感觉对比。感觉对比包括同时对比和继时对比。几个刺激物同时作用于同一感受器，同时产生的感觉之间的对比称为同时对比。例如，把两个同样的灰色纸片，分别放在黑色背景和白色背景上，结果在黑色背景上的纸片看起来要比白色背景上的纸片亮很多。几个刺激物先后作用于同一感受器产生的对比称为继时对比。例如，人们先吃橙子再吃苹果，会觉得苹果很甜。

③感觉后像：在刺激作用停止后，感觉形象还能保持较短时间的现象称为感觉后像。感觉后像在视觉中表现得最为明显。例如，电风扇转动时，叶片看起来像是一个圆盘，这就是感觉后像作用的结果。

④联觉：一种感觉兼有另一种感觉的心理现象称为联觉。例如，强烈声音刺激可使牙痛加重，咬紧牙关或紧握双拳会使疼痛感觉减轻一些。在各种感觉中，色觉最容易引起联觉，如红、橙、黄等暖色会使人感觉温暖，蓝、青、绿等冷色会给人清凉或寒冷的感觉。不同的颜色可以引起不同的心理效应，如蓝色使人镇静，绿色

可使人心理舒缓。

⑤感觉的发展与补偿：人的感受性是在生活实践中发展起来的，不仅能在一定条件下暂时变化，而且能在个体实践活动和职业训练中获得提高和发展。例如，调音师具有高度精确的听觉，评酒师具有高度敏感的味觉。丧失某种感觉的人，为适应生活需要在实践中发展其他感觉来进行补偿，如盲人的听觉、触觉高度灵敏等。

（2）知觉

1）知觉的概念

知觉是人脑对直接作用于感觉器官的客观事物的整体属性的反映。感觉和知觉都是人脑对当前事物的直接反映，其差别在于感觉反映的是事物的个别属性，而知觉是在人脑中产生的由各种感觉整合而成的具体事物的映像。我们通常把感觉和知觉统称为感知觉。感觉是知觉的基础。知觉不是感觉成分的简单叠加，需要借助个体的知识经验，对感受到的信息进行组织和解释。

2）知觉的特征

①选择性：个体根据自身需要选择对自己有重要意义的刺激物作为知觉对象，而把其余刺激物当作背景，这种有选择地知觉外界事物的特性称为知觉的选择性。知觉的对象和背景是相对的，两者可以相互转换。往往知觉的对象能够得到清晰的反映，而背景则比较模糊。由于知觉的选择性，人才能够把注意力集中到重要刺激物上，从而更有效地认识外界事物，更好地适应环境。知觉的选择性如图 1-1-2 所示。

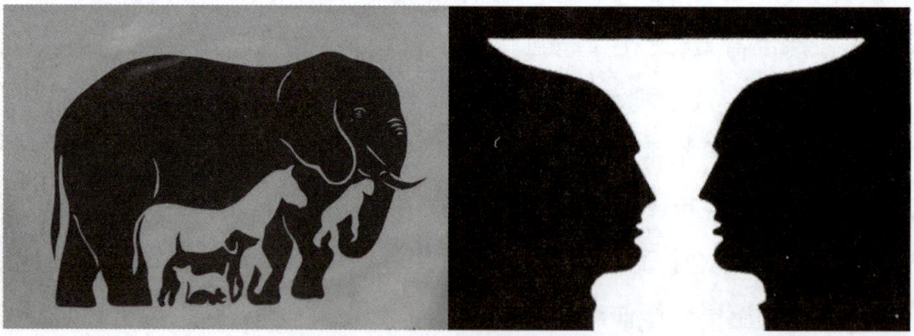

图 1-1-2　知觉的选择性

②整体性：个体依据过去的知识经验，当事物部分属性作用于感觉器官时仍能以事物的整体特征来反映知觉的对象，称为知觉的整体性。知觉的整体性有助于提高个体知觉事物的能力，使个体对客观事物的认识更趋完善。

③理解性：个体在知觉过程中主动用已有的知识经验对知觉对象做出某种解释，力图赋予知觉对象一定意义。知觉的理解性与个体知识经验密切相关，如医生对病人的观察要更加全面和深刻。

④恒常性：当客观条件在一定范围内发生改变时，知觉映像仍保持相对稳定不变的现象称为知觉的恒常性。

3）感知觉与健康照护

感知觉的敏感程度会影响照护工作质量和工作目标的实现。感觉灵敏的照护者可以通过及时闻到异常气味或察觉病人神色的细微变化而发现病情的变化。同时，在照护环境布置中可根据色觉的联觉作用，对不同病人设计不同的环境，以达到促进病人康复的目的。

（3）记忆

1）记忆的概念

记忆是过去经历过的事物在人脑中的反映。记忆是个体学习、工作和生活的基本功能，将个体心理活动的过去和现在联结起来，使心理发展、知识经验积累和个性形成得以实现。

2）记忆的过程

①识记。识记是通过反复感知，识别并且记住事物的过程，即信息输入和编码的过程，是记忆的初始环节。影响识记效果的因素有识记目的和任务、识记材料的性质和数量，以及识记方法等。从记忆效果来看，有意识记效果优于无意识记，意义识记效果优于机械识记。

②保持。保持是将识记获得的知识、经验和技能在大脑中积累、加工、存储和巩固的过程。保持是记忆的中心环节，是再认和回忆的重要保证。识记材料的保持是一个动态变化的过程，可以表现在数量和质量两个方面。记忆保持内容的最大变化就是遗忘。

③再认和回忆。再认和回忆是对存储信息提取的过程，是记忆过程的最后环节。再认是经历过的事物再度出现时能够确认。回忆是经历过的事物不在眼前时却能在脑中重现。再认和回忆没有本质区别，但再认相对容易。

3）遗忘

遗忘与保持对立，是对识记过的事物不能或错误地再认和回忆。艾宾浩斯是最早对遗忘现象进行研究的学者，并绘制出了艾宾浩斯遗忘曲线，揭示了遗忘的时间规律。艾宾浩斯遗忘曲线如图 1-1-3 所示。

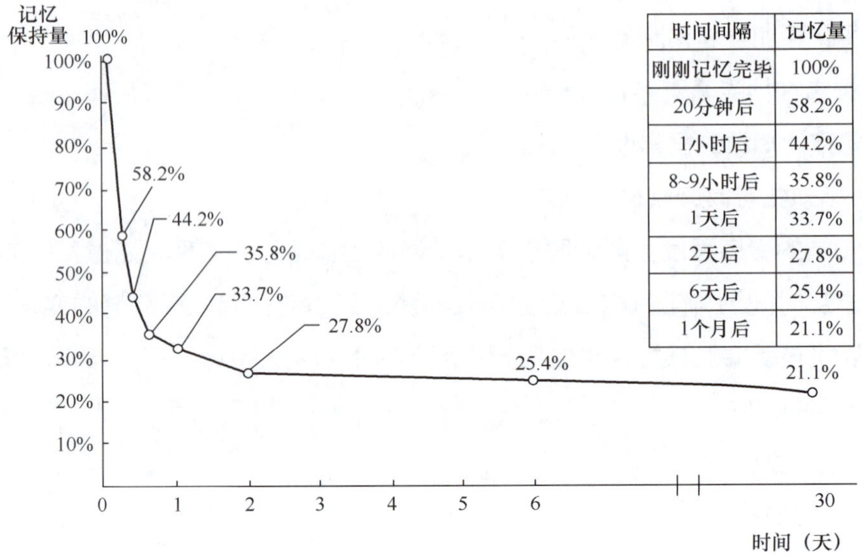

图 1-1-3　艾宾浩斯遗忘曲线

4）记忆与健康照护

不同照护对象的记忆能力有很大区别。照护者要特别注意精神疾病、老年痴呆等有记忆障碍的照护对象，应指导开展多种形式的记忆训练，减少照护对象被动静坐及卧床时间。另外，照护者也要有良好的记忆品质，准确识记疾病照护常规和照护操作，善于记忆病人的诊断、治疗和病情变化内容，为照护对象提供可靠、准确的照护服务。

（4）思维

1）思维的概念

思维是个体对感性材料进行分析和综合，以及判断和推理的认识活动过程。例如，医生查房发现病人面色苍白、呼吸急促、四肢湿冷、脉搏孱弱，判断病人可能处于休克状态。思维反映了客观事物的本质特征和事物之间的规律关系，是一种更复杂、更高级的认知过程。

2）思维的过程

①分析与综合：分析是把客观事物的整体分解为各个要素、部分或属性，然后分别加以考察，从而认识其本质的思维方法。综合是把考察客观事物的各个要素、部分或特征之后的认识联结起来，并从整体上加以考察的思维方法。

②比较与分类：比较是对不同事物或对象进行对比，确定它们的异同及其相互关系的思维活动。只有通过比较，将事物间的各种特征加以对比，才能对事物的认识更精准。例如，稽留热和弛张热都是高热，但稽留热温差一日之内不超过 1 ℃，而弛张热温差则在 1 ℃以上，由此可以帮助医生鉴别属于哪种发热性疾病。分类是在比较的基础上确定事物的特征，把事物划分为不同的种类并揭示相互之间的从属关系，使知识系统化。比较和分类是两种基本的逻辑思维方法。

③抽象与概括：抽象是指抽出事物共同的、本质的特征，并舍弃非本质特征的思维过程。概括是把同类事物的本质特征进行综合，并推广到同类其他事物上，使之普遍化的思维过程。抽象是概括的基础，概括是对抽象的结果进行综合，从而形成概念或理论系统。

④归纳和演绎。归纳是从个别事实中推演出一般原理，获得规律性的本质认识的逻辑思维方法。演绎是从已知的一般原理、定理推断出个别或特殊结论的逻辑推理方法。

3）思维与健康照护

科学的照护行为要以科学的思维作为前提，照护质量的高低既取决于照护者本人的知识、经验和技术，同时也取决于照护者的临床思维水平。照护者要特别注意自己的临床思维能力、评判性思维能力和创新思维能力。此外，照护者要注意观察照护对象的思维特点，应重点关注有思维障碍的照护对象，对于照护对象因对疾病认知不足导致的思维改变，在与照护对象沟通过程中，应特别注意言语内容和语气，努力避免对照护对象增加有害刺激。

（5）想象

1）想象的概念

想象是人脑对已有表象进行加工改造，从而形成事物新形象的心理过程。例如，没有到过大草原的人，通过阅读诗句“天苍苍，野茫茫，风吹草低见牛羊”，大脑中就会浮现出蓝天白云下一望无际的草原。想象是在表象的基础上形成的，并在个体实践活动中产生，借助改造表象的个别方面进行创造。

2）想象的种类

根据想象时有没有预定目的，可以把想象分为无意想象和有意想象。梦是无意想象的极端例子。有研究表明，如果连续剥夺有梦睡眠，人就会出现紧张、焦虑、注意力涣散和易怒等现象。有意想象根据想象的独立性、新颖性和创造性不同，分为再造想象、创造想象和幻想。空想是超出客观现实的幻想，是一种有害幻想。

3）想象与健康照护

想象能够突破空间和时间的限制，具有调节机体和预测未来的积极作用。照护者了解照护对象病情一般不可能逐个亲自感知，常通过病案描述、照护对象口述，从而在大脑中形成有关照护对象病情的映像。想象对照护者及时了解照护对象病情，合理开展照护具有一定意义。

（6）注意

1）注意的概念

注意是人的心理活动对一定事物的指向和集中。指向性和集中性是注意的两个特点。指向性是指心理活动有选择地针对某一事物。集中性是指心理活动深入到所选择的事物中去。例如，外科医生为病人做手术，注意力都集中在病人的手术上。注意本身不是一个独立的心理过程，而是伴随感知、记忆、思维、想象等心理过程的一种心理状态，并贯穿于心理活动的始终。

2）注意的品质

①注意的广度：又称注意的范围，指同一时间内注意到的对象的数量。一般成人注意的广度为 5 ～ 9 个字母或数字。注意的广度受知觉对象的空间排列、个体的知识经验、活动任务、情绪与兴趣状态等的影响。

②注意的稳定性：指注意集中于某一事物持续的时间，它是保证顺利完成某项活动所必需的品质。稳定性直接影响工作和学习的效率，稳定性时间的长短与个体差异、兴趣状态和职业训练密切相关。

③注意的分配：指同一时间内对两种或两种以上活动进行注意，或将注意指向不同对象的能力。注意的分配能力可以通过训练提高。

④注意的转移：指根据任务的需要，主动地把注意从一个对象转移到另一个对象上。例如，护士给病人注射时，常边攀谈边进针，使病人注意发生转移而减轻痛感。

3）注意与健康照护

注意的紧张性与疾病严重程度正相关，注意的稳定性与病程长短正相关。照护对象患病后，注意开始由外部转向自身，表现为随意注意的加强和不随意注意的降低，照护对象开始关注患病部位和自身感受等行为。照护者应帮助照护对象将过度紧张的随意注意转移到其他事物上去，如通过与照护对象语言交流、提供书籍，并通过想象放松训练，降低照护对象对疾病的关注度，从而缓解照护对象的紧张心理。

2. 情绪与情感过程

（1）情绪与情感的概念

情绪情感是对客观事物的态度体验，需要是情绪情感产生的基础，客观事物是产生情绪情感的来源。

情绪与情感两者之间既有联系又有区别。情绪是情感的外在表现，情感是情绪的本质内容。个人的情感总是在各种不断变化着的情绪中得到表现，同一种情感在不同条件下也可以有不同的情绪表现。情绪与情感的区别见表 1-1-1。

表 1-1-1　情绪与情感的区别

内容 比较点	情　绪	情　感
产生条件	与生理需要是否获得满足相联系的，较低级的简单体验；人与动物共有	与人的社会性需要相联系的，高级而复杂的体验；人类特有
持续时间	带有情境性和不稳定性	具有稳定性和长期性
表现形式	强烈、冲动性大，外部表现明显	具有深刻性、内隐性，较少有冲动性，外部表现不明显

（2）情绪情感的内容

情绪情感是一种复杂的心理活动，由主观体验、外部表现和生理唤醒三个部分组成。

1）主观体验

主观体验是个体对不同情绪和情感状态的自我感受。每种情绪都有不同的主观体验，代表不同的感受，构成情绪和情感的心理内容。情绪情感体验具体表现为肯定与否定、强与弱、积极与消极、紧张与轻松等四对两极状态。

2）外部表现

外部表现通常称为表情，是指与情绪情感状态相联系的身体外部变化，包括面部表情、体态表情和言语表情。其中，面部表情是主要的表情形式，眼睛是最能表达情绪情感的面部器官。

3）生理唤醒

生理唤醒是指情绪产生的生理反应，是一种生理的激活水平。不同情绪的生理反应模式并不相同，如满意愉快时心跳节律正常，而恐惧或暴怒时则心跳加快，血压升高等。

（3）情绪情感的功能

1）适应功能

情绪能够使个体针对不同的刺激产生灵活的适应性反应，并调节或保持个体与环境间的关系。情绪的功能来源于个体全部的先天功能、学习及认知活动，能调控群体间的互动。例如，个体对他人造成伤害时，内疚感可激发社会公平重建。

2）动机功能

情绪情感是动机的源泉之一，它能够激励个体活动和提高个体活动效率。适度的紧张和焦虑能促使个体积极思考和解决问题。

3）组织功能

积极的情绪情感对活动具有协调和促进作用。中等强度的愉快情绪，有利于提高认知效果。

4）信号功能

表情具有信号传递作用，是一种非言语交际方式。个体可以凭借表情进行情感信息和思想的传递。在日常生活中，55%的信息由非言语表情传递，38%的信息由言语表情传递，只有 7%的信息由言语传递。

（4）情绪情感的类别

1）基本情绪

基本情绪又称原始情绪，是人和动物都有的一种情绪，包括快乐、悲哀、愤怒和恐惧四种基本形式。盼望的目标达成和需要得到满足，可以产生快乐；盼望的目标幻灭或喜欢热爱的对象丧失、破裂，会产生悲哀；由于目的和愿望不能达成或一再受到阻碍，造成紧张的累积，会产生愤怒；企图摆脱或逃避某种险境又无能为力，会产生恐惧。

2）情绪状态

①心境：一种具有感染性、微弱而持久的情绪状态。心境对个体的生活、学习、工作和健康有很大影响。积极乐观的心境有助于个体主观能动性的发挥，提高活动效率，并有助于健康。因此，要善于调节和控制个体的心境，形成并保持积极良好的心境。

②激情：一种强烈的、爆发性的、短暂的情绪状态，如重大成功后的狂喜，惨

遭失败后的绝望等。在激情状态下，常伴有明显的生理和外部表情变化。从精神卫生学角度来看，激情不利于健康，可能会致病或致死，因此要善于控制激情，可采用注意转移来降低激情爆发的程度。

③应激：个体对出乎意料的紧急情况或环境刺激做出的适应性反应。在应激状态时，有的人能利用过去的经验和生理激活状态化险为夷，而有些人则思维混乱、手足无措。个体若长期处于应激状态，机体往往难以适应，可能导致患病。

3）社会性情感

①道德感：根据一定的道德标准评价个体的行为、举止、思想和意图时产生的情感体验。它是在个体社会实践中产生和发展的，并受社会生活条件等制约。

②理智感：个体在智力活动中认识和追求真理的需要是否得到满足而产生的情感体验。它是在认知过程中发展起来的，同时对个体的认识和实践具有重要推动作用。

③美感：按照社会美和自然美的标准评价客观事物时所产生的情感体验。美感具有强烈的现实性和社会性。

（5）情绪的调节

1）情绪调节的概念

情绪调节是个体通过一定的策略和机制，管理和改变自身或他人情绪的过程，并使情绪在生理活动、主观体验和表情行为等方面发生一定的变化。情绪调节包括基本情绪调节、唤醒水平调节和情绪成分调节三个方面，涉及生理、情绪体验、行为、认知和人际调节五个维度。

2）情绪调节的策略

①回避和接近策略：也称情境选择策略，通过选择有利情境，回避不利情境来实现，可以运用于面临冲突、愤怒、恐惧和尴尬等情绪时的调节。

②注意转换策略：包括分心和专注两种策略，如给病人进针抽血时，可以通过与病人交谈来缓解病人恐惧的情绪。

③控制和修正策略：这是一种积极的策略，主要通过改变情绪中的各种不利情绪事件，控制情绪的过程或结果来实现情绪调节。

④认知重评策略：也称认知改变，通过改变对情绪事件的理解和评价来进行情绪调节。它能产生积极的情感和社会互动结果，不需要耗费较多认知资源，是一种有益的情绪调节方式。

⑤表情抑制策略：抑制将要发生或正在发生的表情，调动自控能力，启动自我控制过程以抑制自身的情绪行为而进行的情绪调节。它会产生消极的情感和社会互动结果，需要耗费较多认知资源，对心理适应性产生不良影响，从而影响心理健康水平。

⑥合理表情策略：也称情绪转换策略，是在社会交往中采用恰当的表情来进行情绪调节。例如，照护者在家中与家人产生了不愉快的情绪，一旦面对照护对象，应能够马上转换情绪，用饱满的热情面对工作。

3）情绪调节与身体健康

良好的情绪调节能促进身心健康，情绪调适不当则会损害身心健康。例如，长期压抑悲伤和哭泣易引起呼吸系统疾病，对愤怒的压抑会增加心血管疾病的发病概率。

（6）情绪调节与健康照护

1）照护对象的情绪调节

照护对象在患病期间往往处于消极、被动和紧张状态，存在恐惧、焦虑、抑郁和愤怒的情绪，这些情绪对康复极为不利。照护者可以通过下列措施对照护对象情绪进行调节：

①建立良好的照护关系，创造舒适安全的环境，降低照护对象对环境不适而造成的负担。

②丰富照护对象生活，丰富照护对象的社会支持系统。

③帮助照护对象提高适应疾病的能力，教会照护对象及家属在工作、生活方式、饮食等方面进行积极调整，提高对康复护理的依从性。

④引导照护对象调整认知，树立康复信心，使照护对象积极参与治疗和康复。

2）照护者的情绪调节

照护者自身也应进行合理的情绪控制和调节，增强应对复杂性和挑战性工作的自信心和能力感。

①重视建立良好人际关系和家庭关系，以获得归属感。

②充分争取社会、团队、他人对自己的支持。

③学会适当宣泄不良情绪，遇到困难和挫折时多向朋友和家人倾诉，获得他人的理解和支持。同时，情绪宣泄应适度，不能一味强调自身痛苦，同时要善于听取旁观者的劝解。

④正确评价自我、学会幽默，给自己积极的心理暗示。

3. 意志过程

案例

赵某，女，63岁，两年前患脑卒中，致右侧躯体无力，经治疗和康复训练能正常行走。一个月前因摔倒时亲人不在身边，引起右侧躯体活动不便，言语表达不清晰，症状较前次更严重。面对后期更加艰难的康复训练，病人缺乏足够的信心，经常有放弃康复治疗的念头。

讨论

照护者应该如何帮助病人恢复康复治疗的信心？

（1）意志概述

1）意志的概念

意志是人们自觉地确定目的，并根据目的支配和调节行动，克服困难和挫折，从而实现预定目标的心理过程。意志与人的行动相联系，并对人的行动发挥调节和控制作用。意志与认知、情感密切联系，认知是意志形成的前提，情感是意志行动的动力。

2）意志的特征

①意志行动是有目的的行动：意志行动的目的性是人与动物的本质区别。

②意志行动与克服困难相联系：人的意志强弱主要以困难的性质和克服困难的努力程度作为衡量标准。

③意志行动以随意运动为基础：随意运动是指由人的主观意识控制的运动。意志行动的目的性决定了意志行动必须是在人的主观意识控制下的随意运动。

（2）意志行动的心理过程

1）准备阶段

准备阶段是采取何种决定的阶段，决定意志行动的方向和结果，是意志行动的重要开端，在实践活动之前完成。准备阶段一般包含动机斗争、确定目的、制订计划、做出决策等环节。

2）执行阶段

执行阶段是意志行动的完成阶段，是意志行动的关键环节。准备阶段形成的动机和目的，如果不付诸实际行动，也就不构成意志行动。

（3）意志的基本品质

1）自觉性

意志的自觉性是指一个人在行动中具有明确的目的，并使自身的行动服从于社会需要的意志品质。这种品质反映了个体的坚定立场和信仰，是产生坚强意志的源泉。

2）果断性

意志的果断性是指善于抓住时机、迅速合理地做出决定，并实现所做决定的意志品质。它以正确的认识为前提，以深思熟虑和大胆勇敢为基础，并与个体的聪明才智相结合。

3）自制性

意志的自制性是指在意志行动中能够自觉、灵活地控制自身的情绪，克制自身行为和言语的意志品质。

4）坚韧性

意志的坚韧性是指在执行决定时能坚持到底，顽强克服各种困难，达到预定目的的意志品质。

意志的四种品质相互联系。坚韧性是自觉性、果断性和自制性的综合表现。意志品质受世界观、信念和理想的制约，并与人的认知、情感关系密切。

（4）意志与健康照护

照护工作是一项复杂而具体的工作，经常会遇到问题、困难、委屈、误解甚至挫折，这些都需要照护者具备良好的意志品质。面对照护对象尤其是不合作的特殊对象，要以坚韧的意志力克服各种困难，给照护对象提供科学照护。同时，也要注意用自身的良好意志品质影响照护对象，尤其是对慢性病人的照护，应提高照护对象的意志力，增强他们的康复信心。

案例分析

病人在疾病复发后，意志力容易下降。照护者应及时改变病人对疾病的认知，让病人及其家属共同参与制订并实施康复计划，要使病人感到没有完全失去生活的主动权，让病人通过每天的进步提高意志力并树立康复信心。

三、人格

1. 人格倾向性

（1）需要

1）需要的概念

需要是个体对生理的、社会的客观需求在人脑的反映，是个体的心理活动与行为的基本动力。需要可分为生理性需要和社会性需要。根据需要的对象，也可以把需要分为物质需要和精神需要。

2）需要层次理论

美国心理学家亚伯拉罕· 哈罗德· 马斯洛提出了需要层次理论（见图 1-1-4）。他认为，人的需要由七个等级构成。

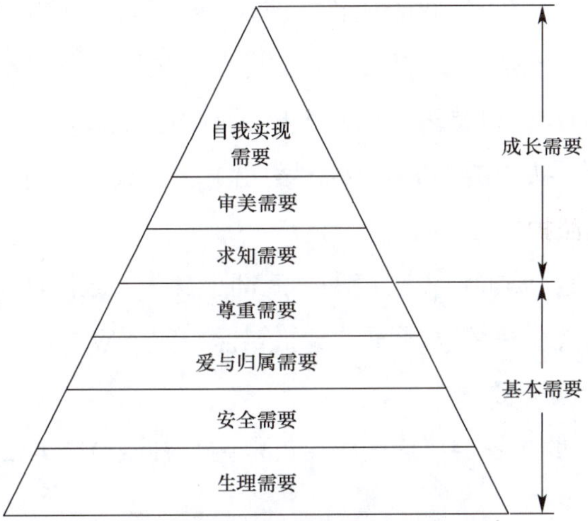

图 1-1-4　马斯洛需要层次理论

①生理需要：指维持生存及种族延续的最基本的需要，如人对食物、空气、水、性和休息等的需要。它是人类最原始的需要。

②安全需要：指人对生命财产的安全、秩序、稳定，以及免除恐惧和焦虑的需要。这是人在生理需要获得相当程度满足之后的新的要求。

③爱与归属需要：指个体要求与他人建立情感联系，如结交朋友、追求爱情的需要。在前两个层次的需要得到基本满足之后，爱和归属需要遂成为强烈的动机。该层次需要的缺乏，会抑制人的健康成长并影响人的潜力发展。

④尊重需要：主要包括自尊和他尊两个方面。这种需要如果得到满足，就会感受到自信、价值和能力，反之则会产生自卑，失去信心。

⑤求知需要：指对己、对人、对周围事物有了解和探索的需求。求知需要源于人的好奇心，学习和发现未知会给人带来满足和幸福。

⑥审美需要：指对美好事物欣赏并希望周围事物有秩序、有结构、顺自然和循真理的心理需求。

⑦自我实现需要：指个体最大限度发挥自己的潜能，不断完善自己，实现自己理想的需要。这是一种最高层次的需要，是充分发挥个人潜能和禀赋的心理需要，也是一种创造和自我价值得到实现的需要。

马斯洛根据需要的重要性和发生的先后顺序，把生理需要、安全需要、爱与归属需要、尊重需要称为基本需要，把求知需要、审美需要和自我实现需要称为成长需要。基本需要是个体生存所必需的，如得不到满足，则会影响健康。若得到满足，需要强度就会减弱，不再对人有激励作用。成长需要虽然不是维持个体生存所必需，但成长需要的满足会促进人的健康成长。成长需要不随其满足而减弱，反而因获得满足而增强，并激发个体强烈的成长欲望。马斯洛认为，当需要发展到较高层次时，低层次的需要并不消失，只是表现出对个体活动的影响减小而已，有时由于外在环境的改变，也可使需要从高层次退回到低层次。

3）需要与健康照护

①照护对象角度：照护对象因病种、病情、文化、经济和信仰的不同，表现出多样性需要的特点。照护者在为照护对象提供照护时，应关注照护对象的各级需要，且要尽可能满足其合理需要。

②照护者角度：照护者自身应有适度的需要，并通过努力工作追求需要的满足，以达到自我实现。

（2）动机

1）动机的概念

动机是引起和维持个体活动，并使活动朝向一定目标的内部心理动力。当某种需要没有得到满足时，它就会推动个体去寻找满足需要的对象，从而产生动机。因此，需要是动机产生的基础。

2）动机冲突

同一时间内，个体经常存在着两种或多种非常相似或相互矛盾的动机，个体往往难以取舍，这种相互冲击的心理状态称为动机冲突。动机冲突有以下四种基本类型。

①双趋冲突：两个目标具有相同的吸引力，引起同样强度的动机，产生难以取舍的心理紧张状态。但由于种种限制，无法同时实现，两者只能选其一，如鱼与熊

掌不可兼得。

②双避冲突：一个人同时受到两种事物的威胁，产生同等强度的逃避动机，但迫于情势必须接受其中一个，处于左右为难的紧张状态，如前有狼后有虎。

③趋避冲突：个体对同一事物同时产生两种动机，既想得到，又想回避，如想吃鱼又怕鱼刺。

④双重趋避冲突：遇到多个目标，而每个目标对自身既有利又有弊，反复权衡却拿不定主意所产生的冲突，如想参加学校的竞赛项目集训，又怕花了时间、精力出不了成绩。

3）动机与健康照护

①照护对象角度：照护对象的康复动机是否符合实际，愿望是否迫切，直接与照护者的合作程度相关，影响照护效果，甚至会增加照护的风险。照护者要关注照护对象动机，识别照护对象可能存在的动机冲突，并有意在照护工作中引导照护对象转向符合实情的动机。

②照护者角度：照护者自身有追求成就的动机和交往动机等，在工作中应充分认识照护在照护对象康复过程中的意义，应有切实的积极动机，激发自身照护意向和行为，以期取得积极的照护效果，达到动机与效果的辩证统一。

2. 人格心理特征

（1）能力

1）能力的概念

能力是人顺利完成某种活动所必备的心理特征，是人格的重要组成部分。能力区别于知识、技能，只有能够广泛应用和迁移的知识、技能才能转化为能力。同时能力的形成和发展依赖于知识、技能的获得。能力的高低会影响掌握知识、技能的速度、水平和质量。能力的形成和发展受遗传、环境、教育和实践活动等因素影响。

2）能力的个体差异

①能力发展水平的差异：能力在人群中表现为两头小、中间大的常态分布，即能力很高或很低的人都很少，绝大多数人都接近平均水平。

②能力表现早晚的差异：人的能力发挥有早有晚。有的人“早慧”，而有的人“大器晚成”。

③能力的类型差异：个体在能力方面表现各有所长。不同的人在完成同一活动时采取的途径和能力的组合因素都不尽相同。

3）能力与健康照护

①提高照护者的照护实践操作能力，有利于树立照护者良好的专业形象，建立

信任的照护关系，保障高质量的照护。

②提高照护者的观察力，使其能敏锐观察到疾病变化、照护对象的情绪改变，有效识别并能准确描述这些变化，及时评估决策。

③提高照护者的沟通能力，学会站在照护对象的角度思考问题，面对照护对象的不合作，能耐心地安慰并给予积极诱导。

（2）气质

1）气质的概念

气质是表现在个体心理活动和行为方面的强度、速度、灵活性和指向性等方面典型的、稳定的心理特征。气质与日常生活中所说的脾气、秉性的含义相近。

2）气质的特征

①气质是先天遗传的：气质受神经系统活动过程的特性制约，是先天形成的。个体的遗传因素越接近，气质表现也越接近。同卵双生子要比异卵双生子在气质上更为相似。

②气质是相对稳定的：气质一般不依赖于个体活动的具体目的、动机和内容，在不同性质的活动中，个体的气质特征往往表现出相对稳定的特点。例如，情绪易激动的人，可能言语交流积极，但也会在等待时显得焦躁不安。气质的可塑性小，但在生活环境和教育的影响下，在一定程度上也可以发生变化。

③气质无好坏之分：气质是人的天性，无好坏之分。气质不能决定人的社会价值和个人成就，任何一种气质的人既可以成为品德高尚的人，也可以变成道德败坏的人。

3）气质类型学说

①体液学说。希波克拉底认为人体内有血液、黏液、黄胆汁和黑胆汁四种体液，根据这四种体液的不同比例，将人的气质分为多血质、黏液质、胆汁质和抑郁质。体液学说四种气质类型的情绪行为特征见表 1–1–2。

表 1–1–2　四种气质类型的情绪行为特征

类型	情绪行为特征
多血质	热情活泼、易感好动，注意力、兴趣易转移，动作迅速而不持久，情绪体验丰富而不深刻且外显
黏液质	沉着冷静，注意力集中，动作迟钝，情绪体验贫乏且不外露
胆汁质	性情急躁，精力充沛，动作迅猛，情绪体验强烈且冲动
抑郁质	敏感懦弱，孤僻多疑，动作迟缓，情绪体验深刻持久且不外露，善于观察细节

②高级神经活动类型学说。巴甫洛夫认为决定气质特点的三个最主要的神经系统特性是神经过程中兴奋过程和抑制过程的强度、平衡性和灵活性，神经过程这三个基本特性的独特结合形成了高级神经活动的兴奋型、活泼型、安静型和抑制型四种基本类型，并与体液学说的四种气质类型相互对应，其对应关系见表 1–1–3。

表 1–1–3　气质类型与高级神经活动类型对应关系

气质类型	高级神经活动类型	神经过程基本特征		
		强度	平衡性	灵活性
胆汁质	兴奋型	强	不平衡	—
多血质	活泼型	强	平衡	灵活
黏液质	安静型	强	平衡	不灵活
抑郁质	抑制型	弱	—	—

4）气质与健康照护

在照护工作中，照护者要注意观察和分析照护对象的不同气质倾向，以便做好系统化整体照护。对多血质的照护对象，要注意康复过程意志力的培养；对胆汁质的照护对象，要关注并稳定其情绪，切忌急躁；对黏液质的照护对象，要耐心诱导，防止简单粗暴的说教；对抑郁质的照护对象，应防止其产生怯懦、多疑和孤僻等消极心理，给予更多的关怀帮助，切忌医源性的不良暗示。

（3）性格

1）性格的概念

性格是个体对客观现实稳定的态度及与之相适应的习惯化的行为方式。性格是个体在活动中与特定的社会环境相互作用的产物，它是人格的核心和个体之间相互区别的主要心理特征，最能反映个体的生活经历和本质属性。

2）性格的特征

①态度特征：个体在对待客观现实的稳固态度方面的特征。态度特征主要表现在三个方面：一是对社会、集体和他人的态度，如正直、诚实、大公无私等。二是对工作、学习和生活的态度，如乐观或悲观、勤奋或懒惰、节约或铺张等。三是对自身的态度，如谦虚自信或骄傲自卑等。

②情绪特征：个体在情绪活动的强度、稳定性、持久性和主导心境等方面的性格特征。在情绪的强度方面，有的人情绪表现强烈，对情绪难以控制，有的人则情

绪体验比较微弱，对情绪的控制能力较强。在情绪持久性方面，有的人持续时间很长，而有的人则稍纵即逝。在主导心境方面，有的人积极乐观、心情开朗，而有的人则消极悲观、郁郁寡欢。

③意志特征：个体对自身行为自觉调节和控制方面的性格特征。例如，对行为的明确程度是目的明确还是盲目行动，对行为的自觉控制是主动自制还是被动任性，对紧急状态的应付是勇敢果断还是优柔寡断。

④理智特征：个体在感觉、知觉、记忆、思维和想象等认知方面的性格特征。例如，对客观事物的观察，有的人注重细节，有的人则注重整体。对待问题，有的人勇于创新，有的人则墨守成规。

性格的四个特征相互联系、相互影响，共同构成了个体的性格结构。个体的行为总是受性格结构的制约。

3）性格与气质的关系

性格和气质相互联系、相互渗透。气质是性格形成的基础，并影响性格的表现方式。在生活实践过程中形成的稳定的态度和行为，在一定程度上也可以经过意志努力改造气质，并使它遵从于生活实践的要求。不同气质类型的人可以形成相同的性格类型，相同气质类型的人也可以带有同样动力色彩而性格却迥然不同。气质与性格存在一定区别，见表 1-1-4。

表 1-1-4　气质与性格的区别

气质	性格
先天形成，受遗传、高级神经活动等生理制约	后天形成，受社会生活条件制约
对决定个体行为具有从属意义	对决定个体行为具有核心意义
反映心理活动和行为稳定的动力特征	反映稳定的心理特征
可塑性小、稳定性强、变化慢	可塑性大、环境塑造作用明显、变化快
无好坏之分	有好坏之分

4）性格与健康照护

在日常照护中，照护者要分析照护对象的性格特点，实施个性化的照护。对于内倾型照护对象，在照护中应给予更多沟通和关注，要注意倾听，不随意打断照护对象主诉，做到言行谨慎。对于外倾型照护对象，要对照护对象热情耐心地介绍疾病相关知识，与照护对象主动沟通交流，帮助照护对象保持积极乐观的态度。同时，照护者也应主动改变自身性格特征，避免自身性格特征的缺点对照护对象康复造成影响。

3. 自我意识

（1）自我意识的概念

自我意识也称自我调节系统，是指个体对自己作为主体和客体存在的各方面的看法和态度。自我意识是衡量个体人格成熟水平的标志，是一种多维度、多层次的复杂心理现象，也是人的高级心理现象之一。

（2）自我意识的结构

自我意识是由自我认识、自我体验和自我调控构成的一个系统。这三种心理成分相互联系、相互制约，并统一于个体的自我意识。

1）自我认识

自我认识属于自我意识的认知部分，是个体主观对客观自我的认识与评价，表现为自我感觉、自我观察、自我分析和自我批评等。正确、恰当、客观的自我认识和评价，对个体心理活动及行为表现有较大影响，是自我调节和人格完善的基础。

2）自我体验

自我体验是个体对自身的认识及评价而引发的内心情感体验，即个体对主观自我和客观自我所持的态度，表现为自我满足和自我责备，如自尊心与自信心、成功感与挫败感、自豪感与羞耻感等。自我体验往往与自我认识、自我评价相关，同时和个体对社会规范、价值标准的认识有关。良好的社会体验可以促进自我调控的发展。

3）自我调控

自我调控是个体对自身思想、意识、行为的管理、控制和调节，表现为自我鼓励、自我监督和自我命令等。自我调控是自我意识中直接作用于个体行为的环节，体现了自我意识的能动性，有利于实现自我发展。

（3）自我意识的培养

1）树立正确的自我观

正确的自我观包括全面的自我认知，多角度、理智、客观的自我评价和经常的自我反省。作为一名照护者，要正确认识自己的身份和工作，牢固树立现代护理理念，努力为解除病人痛苦、维护病人健康提供专业化服务。

2）积极的自我悦纳

自我悦纳就是对自身的原来面目持肯定和认可的态度。它是发展健康自我体验的关键和核心，包括接受喜欢自己、保持乐观性情、客观全面看待自身优缺点、具有远大理想和追求等。对照护者而言，要及时分析总结、全面认识和接受照护工作的不足，通过努力提升专业能力来实现照护质量和水平的提高。

3）有效的控制自我

有效的控制自我是健全自我意识的根本途径，同时也是为了保证自我的健康发展。一般而言，控制自我应做到培养顽强的意志力、构建符合自身实际的目标和培养自信心等。作为照护者，应该促使自身行为符合照护职业规范和伦理要求。

4）不断超越自我

健全自我的过程也是一个塑造自我、完善自我、提升自我和超越自我的过程。超越自我是个体努力的目标。在照护工作中，应该全力以赴，使自己的照护技能得到充分发挥。

思考与练习

1. 简述心理的实质。

2. 简述情绪与情感的异同。

3. 简述气质与性格的关系。

4. 案例：刘某，男，46岁，大学教授、博士生导师、国家重点学科带头人，平常身体健康，婚姻美满，家庭幸福，孩子年幼。他在最近一次健康体检时被确诊为肝癌晚期。他无法接受残酷的现实，陷入了极度绝望而无法自拔。

作为照护者，应该如何对该病人实施情绪调节？

提示：(1) 病人面对突然打击的情绪反应和内心冲突一般比较强烈，但往往比较短暂。(2) 病人为高级知识分子，事业和家庭都很成功，应避免一味说教。(3) 选择适当时机全面了解病人的人格特征，采取合理的情绪调节策略提高心理照护效果。

课题二 心理健康

能力目标

- 能知晓挫折、心理应激和心身疾病的概念及常见的心理防御机制。
- 能知晓应激源类型、应激的中介因素和应激反应。
- 能运用心理应激模型解释应激对疾病和健康的影响。

个体在生活中遇到各种事件，会产生不同的应激反应，并采取相应心理防御机制进行应对，进而影响个体的健康。作为照护者，充分认识心理—社会因素在疾病发展过程中的作用规律，对开展心理照护和维护病人健康具有实践意义。本课题对挫折与心理防御、心理应激和心身疾病相关知识进行阐述，使照护者能分析病人产生心身疾病的原因，并科学进行心理照护。

一、挫折与心理防御

1. 挫折产生的原因

（1）挫折的概念

挫折是指动机受到干扰阻滞而被迫暂时放弃，或者动机完全受阻所导致的需要不能得到满足而产生的紧张状态与情绪反应。

挫折一般包括两层含义：一是指个体活动的一种特殊环境，即阻碍个体实现目标或满足需要的情境和事物，也称为挫折情境或挫折源；二是指个体由于挫折情境而产生的心理感受和情绪反应，也称为挫折感受或心理挫折。

（2）挫折心理的产生

1）克服障碍

经过自身加倍努力，提高克服障碍的能力，最后达成目标。

2）躲避障碍

个体在行动过程中绕过了所遇到的干扰或障碍，实现了既定目标。

3）替代目标

个体在达到既定目标的过程中遇到了干扰或障碍，通过调整行动目标，用新的目标代替了原来的目标。

4）产生挫折

个体在实现既定目标的过程中无法逾越干扰或障碍，也无法寻求替代目标，产生了焦虑、郁闷、失落、痛苦等消极情绪，就产生了挫折。

（3）正确认识挫折

现实生活中的挫折是难免的，既有利也有弊，只要正确对待并实事求是地分析，就可以引导个体在认识上创新，以更好的方法和途径实现动机。如果挫折超过了个体的承受能力或不能正确看待挫折，就会引起紧张状态和情绪困扰，致使行为偏差和心身障碍的发生。

2. 影响挫折的因素

（1）自然因素

自然因素是指个体能力无法预料或克服的自然灾害、环境污染、意外事件、疾病衰老、生离死别等。

（2）社会生活环境因素

社会生活环境因素包括个体在社会生活中所遭遇的挫折情境，如人际关系紧张、家庭矛盾等。

（3）生理因素

生理因素是指个体因容貌、身材、体质等方面的缺陷或疾病所带来的限制导致个体活动失败，无法实现预期目标。

（4）心理原因

心理原因是指由于个体的智力、性格、气质、情感、意志等心理欠缺，影响动机和目标的实现，从而诱发挫折。在日常生活中，多种需要产生多个动机，在动机冲突中表现为对立或排斥而无法同时获得满足，也会阻碍个体获得成功体验。

3. 心理防御机制

（1）心理防御机制的概念

心理防御机制是指个体面临挫折或冲突的紧张情境时，在其内部心理活动中具有的自觉或不自觉地解脱烦恼、减轻内心不安，以恢复心理平衡与稳定的一种适应性倾向。

（2）心理防御机制的类型

1）积极的心理防御机制

①升华：是指被压抑的、不符合社会要求的原始冲动和欲望，用符合社会规范的、建设性的方式表达出来的一种心理防卫术。升华是最积极、最富建设性的防御机制。升华使原来的动机冲突得到宣泄，保持心理上的安宁与平衡，还能满足个人创作与成就的需要。

②补偿：是指个体存在真实或想象的躯体或心理缺陷时，试图通过弥补而得到纠正，从而减轻其不良反应的一种心理防卫术。

③幽默：是指个体以幽默的语言或行为来应付紧张的情境或表达潜意识的欲望，以表面的开心欢乐化解挫折困境、尴尬场面或内心失落。幽默是一种成熟的心理防御机制，也是智慧的象征。

2）消极的心理防御机制

①否认：是指否定已经存在或已经发生的事实，将已经发生的令人不愉快或痛苦的事情完全忘掉，以减轻心理上的痛苦或缓解打击，从而获得心理上的安慰和平衡的一种方法。它是最简单的心理防卫术。这种方法可以将个体从难以自拔的情绪中解脱出来，避免由此引发的内心焦虑。

②歪曲：是把外界事实加以曲解，以符合自己内心的需要，以歪曲作用而呈现的一种防御机制。歪曲无视外界事实，将事实曲解或与事实脱节，严重歪曲现实，属于精神病性的心理防御机制，以妄想和幻觉最为常见。

③投射：也称外投，是把自身的过错归咎于他人以减轻自己的内疚，或者是把自身具有的不讨人喜欢的性格、态度转嫁到他人身上，从而掩饰、避免或减轻内心不安与痛苦。

④合理化：是指个体遭受挫折或无法达到目标，以及行为表现不符合社会规范时，用有利于自己的理由来为自己辩解，从而求得心理平衡的一种防御机制。例如，酸葡萄心理把得不到的东西说成是不好的。甜柠檬心理是当得不到甜葡萄而只有

酸柠檬时，就说柠檬是甜的。推诿是将个人的缺点或失败，寻求各种理由找人担待自身过错。过度使用合理化防御机制的人群，多见于强迫症和精神病病人。

⑤退行：指个体遇到挫折或应激时，放弃比较成熟的适应方式，而退化到早期生活阶段的某种行为方式，以原先幼稚方法来应付当前情景，降低自身焦虑的防御机制。

⑥反向：就是采取一种与意愿相反的态度或行为的心理防御机制。在生活中，矫枉过正现象就是反向的典型表现。

⑦幻想：当个体无力处理现实生活中的困难或无法忍受情绪的困扰时，把自身置于幻想世界，从而实现内心的平衡，达到在现实生活中无法经历的满足。

⑧转移：是指将对某个对象的情感、欲望或态度转到另一个较为安全的对象上，以减轻自己心理焦虑的防御机制，如心理咨询中的移情。

3）妥协的心理防御机制

①压抑：是指把不能被意识所接受的念头、感情和冲动不知不觉地抑制到潜意识中去，不愿再提及，不承认其存在。它是心理防御的最基本方法。压抑具有两重性，从积极方面看，它能帮助个体控制冲动。从消极方面看，它是一种逃避行为，并不能从根本上解决问题。

②隔离：是指将部分事实从意识中加以分隔，不让自己意识到，以避免引起心理上的尴尬、不愉快或焦虑。例如，向他人讲述自己的故事时说这是身边朋友的案例，让自己觉得这件事不是发生在自己身上。

③抵消：是指以象征性的事物来冲抵已经发生的不愉快事件，以补救心理上的不舒适感。人们常使用这种方法来解除其罪恶感、内疚感，以维持良好的人际关系。

④攻击：有直接攻击和间接攻击两种类型。直接攻击就是挫折发生后，对引起挫折的人或事物进行直接反击。间接攻击就是将愤怒情绪迁怒于其他人或事物，找“替罪羊”和“出气筒”。攻击行为虽可以使因挫折引起的激愤得到暂时平缓，但是导致的结果可能会危害自身或他人安全，需要加以控制和引导。

二、心理应激

应激也称压力，是个体面临或觉察环境变化对机体有威胁或挑战时做出的适应性和应对性反应过程。

心理应激是个体在生活适应过程中产生的关于环境要求与自身应对能力不平衡

的认知所引起的一种心身紧张状态，这种紧张状态倾向于通过非特异的心理和生理反应表现出来。

1. 应激源

（1）应激源的概念

应激源是指能够引起应激的各种刺激因素，包括来自生物、心理、社会和文化的各种事件。

（2）应激源的分类

1）躯体性应激源

躯体性应激源指直接作用于躯体而产生应激的刺激物，包括理化因素、生物因素和疾病因素等。气候、噪声、机械损伤、细菌、病毒和放射性物质等均属于躯体性应激源。

2）心理性应激源

①心理冲突：心理冲突是由于个体同时具有两种及以上动机而无法获得满足而引起的一种心理困境。心理冲突会使个体在动机的确立上不明确，表现为行为上的犹豫不决。

②心理挫折：在日常生活中，个体不可避免地会遇到挫折情境，重复不断的挫折会产生累积效应，并可能会因小挫折而爆发，从而导致个体意外的攻击行为。

3）社会性应激源

社会性应激源指造成个体生活方式变化，并要求适应和应付的社会生活情境与事件，如社会动荡、战争、家庭冲突、灾荒、生老病死等。

4）文化性应激源

文化性应激源指个体从熟悉的环境到陌生环境，由于生活方式、语言环境、风俗习惯和价值观念的变化所引起的冲突和挑战。文化性应激源对个体的影响持久而深刻。

2. 应激反应

应激反应也称应激的心身反应，是指机体经认知评价而觉察到应激源威胁时所产生的生理、心理变化，它是一种综合性反应。

（1）生理反应

1）心理—神经机制

当机体受到某些应激源的强烈刺激后，导致心排血量增加，血压和血糖升高，反应速度加快，为机体应对应激源提供充足准备。在短时间内，这些反应有利于机体潜能的发挥。但持久或强烈的应激反应可耗竭机体内部能量，导致自主神经功能紊乱，从而引发心身疾病。

2）心理—神经—内分泌机制

在心理应激状态下，血糖升高、蛋白质分解、游离脂肪酸增加，使机体对有害刺激的耐受性增强。

3）心理—神经—免疫机制

在应激反应过程中，免疫系统和中枢神经系统进行着双向调节。一般而言，短暂而不太强烈的应激不影响或使免疫功能略有增强，而强烈的应激则会显著抑制细胞免疫功能，长期而又强烈的应激会导致机体免疫功能低下。

（2）心理反应

1）认知反应

轻度的心理应激反应有助于机体增强认知能力，使得注意力集中、思维活跃、动作灵敏、警觉水平提高，借助于自我防御机制应对环境挑战，并对自身的应对效果做出新的解释，以减轻心理应激所引起的内心紧张和痛苦。但超强持久的心理应激则会导致自我价值感降低，产生自我怀疑和否定，以及自控能力下降，对生活和工作造成负面影响。常见的负面认知性应激反应有偏执、灾难化、反复沉思、否认、投射、选择性遗忘、闯入性思维等。

2）情绪反应

个体在心理应激状态下，产生什么样的情绪及强度如何，受多种因素影响且差异性很大。个体在心理应激时常见的情绪有以下四种。

①焦虑：个体预期将要发生危险或不良后果时所表现出的紧张和担心等情绪状态，是心理应激反应中最常见的一种情绪反应。在心理应激状态下，适度焦虑可以提高个体的警觉水平，提升个体对环境的适应和应对能力，是一种保护性反应。但焦虑过度则是有害的心理反应。

②恐惧：一种企图摆脱已经明确的特定危险、可能对生命造成威胁或伤害情境时的情绪反应，常发生于人身安全、个人价值或信念受到威胁时，一般会伴有回避或逃避行为。适度恐惧能促进个体产生积极的应对行为，但过度或持久的恐惧则会对个体产生严重不利影响。

③愤怒：个体追求某一目标过程中遇到障碍或受到挫折时所产生的一种情绪状

态。过度的愤怒可能会使人丧失理智，失去自控能力而导致不良后果。愤怒情绪经过疏导，在一定程度上可以得到化解，如果处理不当则会激化，甚至出现攻击性行为。病人的愤怒情绪往往会成为护患关系紧张的原因。

④抑郁：以情绪低落、兴趣缺乏等为主要特征，表现为悲哀、寂寞、孤独等消极情绪，伴有失眠、食欲减退、性能力降低等，常由重大突发事件、重大挫折或长期病痛所引起。对有抑郁情绪的病人，应当深入了解其有无消极厌世情绪，避免发生意外事件。

3）行为反应

行为反应是个体在心理应激状态下，为缓冲应激对自身的影响摆脱心身紧张状态而采取的行为策略。心理应激的不良行为反应主要表现为逃避与回避、退化与依赖、敌对与攻击、无助与自怜等。

3. 心理应激与健康

适度的应激对人体健康和功能会产生良好的适应结果，但长期强烈的应激则会使个体难以适应，最终导致心身疾病的产生。

（1）心理应激的积极结果

1）促进心身健康发展

适度的心理应激是个体成长和发展的必要条件，健康的人格和适应生活变化的良好功能是个体在社会生活和实践过程中应对各种刺激而逐渐形成的，是心理健康的重要标志之一。个体早年的心理应激经历可以丰富自身的应对资源，提高在后续生涯中的应对和适应能力，更好地耐受各种紧张性刺激和致病因素的影响。

2）维持心身正常功能

个体在发展过程中会遇到各种矛盾和挑战，适度的心理应激有助于维持个体的生理、心理及社会功能。缺乏适当的环境刺激会损害个体的心身功能，失去对学习、工作和生活的兴趣。因此，个体可以通过参加竞赛和拓展训练等增强应对各种应激的能力，维持自身的正常功能活动。

（2）心理应激的消极结果

1）急性心理应激

精神刺激引起的急性心理应激常表现为较强烈的心理与生理反应，可引起急性焦虑反应、血管迷走神经反应和过度换气综合征，并有烦躁、震颤、过敏、血压升高、心悸、呼吸困难等临床症状。照护者应熟悉常见的临床表现，给予正确的照护管理。

2）慢性心理应激

处于慢性应激状态的个体易出现疲劳、头痛、失眠等躯体症状和体征。此外，心理应激可加重已有疾病或导致复发，同时会引起内环境紊乱，使个体处于疾病的易感状态。

三、心身疾病

心身疾病又称心身障碍或心理生理疾病，指心理社会因素在疾病发生、发展过程中起重要作用的躯体器质性疾病和功能性障碍。

1. 心身疾病的照护原则

（1）整体性原则

心身疾病是和心理—社会因素有密切关系的躯体疾病。躯体疾病与心理疾病可以相互作用、相互转化。在开展照护工作时，要从病人的心身整体来考虑，既对病人进行躯体护理以减轻新的情绪反应，又要对病人进行心理照护以减弱情绪对躯体的作用，通过阻断病人“因郁致病”和“因病致郁”的恶性循环链，达到心身整体的协调。

（2）个性化原则

在生活中，每类病人都有一些相似的心理反应和躯体反应。由于个体的先天素质、后天环境、教育条件、个人实践和主观能动性不同，会导致心理活动差异性很大。照护者在工作中要实施有针对性的心理照护。

（3）目标性原则

对心身疾病实施的照护主要围绕以下三种目标来开展。一是要减弱心理—社会刺激因素，主要通过心理照护措施的实施，改变病人的认知方式，使其对应激源的认知发生变化，以减轻焦虑、抑郁等情绪反应，缓解疾病症状。二是要减弱心理学病因，主要通过矫正病人的人格特征、认知方式和行为类型等，从根本上帮助病人消除心理病理学致病因素，逆转心身疾病的心理病理过程，直至向健康方向发展。三是要减轻心理学症状，主要是通过心理学技术直接改变病人的生物学过程，提高身体素质，促进病体康复。

（4）持续性原则

心身疾病多数属于慢性病，往往需要一个相对比较长的照护过程，不能存在一蹴而就的想法，否则效果只会适得其反。

（5）协同性原则

心身疾病照护除了要注重调动病人的参与动机外，照护者还应根据病人的心理反应和需要，注意观察病人对周围环境的认识和适应、对病友的态度、对亲友探访的态度，以及与发病有关的社会心理因素，结合详细观察和了解病人的情况，帮助病人适应照护环境，积极配合照护过程，促进疾病的康复。

2. 常见的心身疾病

典型的心身疾病包括消化性溃疡、溃疡性结肠炎、甲状腺功能亢进、局限性肠炎、类风湿性关节炎、原发性高血压病及支气管哮喘等。目前，糖尿病、肥胖症、癌症等也被纳入心身疾病范围。临床常见的心身疾病见表 1-2-1。

表 1-2-1　临床常见的心身疾病

类别	常见疾病名称
心血管系统	原发性高血压病、冠心病、心律失常、雷诺病等
呼吸系统	支气管哮喘、过度换气综合征、心因性呼吸困难、神经性咳嗽等
消化系统	十二指肠溃疡、神经性呕吐、神经性厌食、溃疡性结肠炎、习惯性便秘、幽门痉挛、直肠刺激综合征等
内分泌系统	甲状腺功能亢进、糖尿病、原发性低血糖症、突眼性甲状腺肿、类风湿性关节炎等
神经系统	偏头痛、紧张性头痛、自主神经功能失调、心因性知觉异常、心因性运动异常、慢性疲劳等
生殖系统	勃起功能障碍、痛经、月经不调、经前期紧张综合征、更年期综合征、功能失调性子宫出血等
外科	器官移植后综合征、整形术后综合征、脊椎过敏症等
儿科	站立性调节障碍、心因性发热、阵发性脐绞痛、异食癖等
眼科	原发性青光眼、中心性视网膜炎、弱视等
口腔科	复发性慢性口腔溃疡、特发性舌痛症、口吃等
耳鼻喉科	美尼尔综合征、咽喉部异物感、晕动症等
皮肤科	神经性皮炎、斑秃、银屑病、荨麻疹、湿疹等
其他	肿瘤、肥胖症等

思考与练习

1. 简述挫折、心理应激和心身疾病的概念。

2. 简述挫折的影响因素。

3. 如何从心身相互作用的角度来理解健康与疾病?

4. 案例：孕妇刘某，26 岁。某日上午，刘某与陈某发生口角，争吵中陈某用小方凳砸伤站立位的刘某脐部，伤后 2 小时，刘某出现腹痛，阵发性加剧。经医院诊断，确诊刘某胎死，手术娩出一男性死婴，并见胎儿左侧头部凹陷，左额及眼眶周围青紫。死胎娩出半小时后胎盘自然娩出，且完整。死胎尸体检查结果为发育良好，重约 3 200 克。分娩 5 天后，对刘某身体检查的结果为：一般情况好，心肺正常，腹壁皮肤无青紫和皮下淤血，腹软，无明显压痛和反跳痛。

请根据病例情况，分析该病人会产生什么心理应激反应？照护者应该采取哪些措施对病人实施心理照护?

提示:（1）该病例为危机事件，非正常生理疾病所致，心理应激反应强度大。（2）死胎孕产妇是孕妇群体的特殊个体，没有正常产妇痛苦过后的喜悦、幸福，以及初为人母的成就感和自豪感。（3）选择适当时机全面了解病人的人格特征，并从生理、心理和行为反应方面进行分析，采用合理的心理照护策略，提高心理照护效果。

课题三
心理照护基础

能力目标

- 能知晓心理照护的概念与特点。
- 能知晓心理照护的目标、原则及作用。
- 能运用心理照护的基本方法。
- 能分析心理照护与整体照护的关系。
- 能执行心理照护的基本程序。

心理照护是整体照护的一个重要组成部分，在临床照护工作中具有非常重要的意义。本课题对心理照护定义、特点、目标、原则、作用，其与整体照护的关系及基本程序进行介绍，并对心理照护的基本方法进行重点讲解，使照护者对心理照护基础知识具有一定了解。

一、心理照护概述

1. 心理照护的概念

心理照护指在临床照护工作中，照护者通过运用心理学的理论知识和照护技能，针对照护对象现存和潜在的心理问题和心理状况，给予积极影响，改变或消除不良心理刺激，从而促使照护对象病体康复和心理状态走向健康的一种照护方法。

2. 心理照护的特点

（1）关注照护对象的心理问题，重视照护对象生理和心理上互相转化的因果关系。

（2）通过激发照护对象内在潜力，调动其主观能动性，以认知、情感、行为等方面的积极变化帮助照护对象实现康复目标。

（3）强调社会环境因素与照护对象健康的密切关系，鼓励健康社会交往、和谐家庭生活。

（4）用精准的心理评估、专业的照护操作和照护者的专业素养等提高照护对象的心理素质。

3. 心理照护的目标

心理照护的目标是照护者在整个照护过程中，利用积极的语言、行为、表情、态度等对照护对象产生积极影响，促使照护对象恢复健康。心理照护的目标是使照护对象信任照护者，以最佳状态接受治疗或康复。

（1）营造适宜的照护氛围

心理照护重视环境因素对照护对象造成的影响。为照护对象提供一个舒适、安全的环境，有利于照护对象康复。照护者在良好的照护环境中起着重要作用，应热心、耐心、细心地开展照护，与照护对象建立和谐的关系。为照护对象争取足够的社会关心，建立病友间良好的人际关系，保持与照护对象家属间的密切合作，为照护对象争取家庭安慰与支持。

（2）尽量满足照护对象的合理需要

照护者要掌握每个照护对象的特点和需要，针对照护对象存在的具体问题，及时调整措施，从而满足照护对象的合理需要。满足照护对象的合理需要，能够增强照护对象对照护者的信任，使照护对象在生理和心理两方面均处于积极配合治疗或康复的最佳状态，从而有利于照护对象康复。若照护对象的需要得不到满足，会导致焦虑、烦躁、痛苦、应激、无力、孤独、缺失、抑郁、绝望等改变和无法正常适应周围环境等表现。因此，照护者应全面准确地评估照护对象的不同需要，努力满足照护对象的合理需要。

（3）让照护对象适应社会角色

人突然生病后，容易手足无措，一时间无法接受生病这一现实，甚至会以否认、逃避的态度，消极地面对这一事实。针对此类问题，照护者应该给予照护对象更多的心理支持与鼓励，帮助照护对象从消极态度转变为积极态度，接受自己患病这一事实，更好地适应角色的转变。在病情发展过程中，有些照护对象病情逐渐恶化，有些照护对象治疗效果并不显著，照护对象会产生焦虑、烦躁，甚至抑郁绝望。一旦照护者发现此类负面情绪，应及时通过专业的心理照护加以干预，使照护对象及早调整心理。当照护对象逐渐接受照护对象这一身份后，容易在日后各项检查指标正常的情况下仍认为自己患有其他病症。面对此种情况，照护者应明确向照护对象告知其身体已经康复，可以恢复日常活动。有的照护对象则恰恰相反，对于自身是否完全康复并不了解，盲目提前恢复日常活动，反而会加重病情。此时，照护者应该劝阻照护对象并耐心告知照护对象身体状况，劝阻照护对象不适当的活动，防止疾病复发。

（4）增强照护对象对疾病的应对能力

积极调动照护对象战胜疾病的主观能动性，使照护对象的适应能力相应提高。照护者的心理照护可帮助照护对象正确、合理地运用应对行为，使照护对象走向健康，也可通过扩大照护对象接触面，如与病友交流、看电视、赏风景等方法，分散、转移照护对象的注意力，从而有利于照护对象更好地接受现实状况。

4. 心理照护的原则

（1）交往与服务的原则

心理照护是在人际交往中进行的。人际关系包括护患关系、病友间人际关系、家属与照护对象关系等。其中，照护者要协调各种人际交往，从而满足照护对象的心理需要，减少或消除照护对象内心无助、孤独的情感，使照护对象保持良好的心理状态，积极面对治疗和康复。

随着时代的发展，医护技术的进步，照护工作的服务范围已不仅仅局限于医院，而是围绕医院兼顾家庭、社区、社会，全面地为照护对象提供服务。

（2）动态与应变的原则

在心理照护工作中，照护者应该具备善于观察、灵活应对的能力。心理照护根据照护对象的疾病发生、发展和转归的规律，观察照护对象在疾病的不同阶段出现的心理特点与不同需求，针对照护对象存在的具体情况，因人施护、因病施护。

（3）启迪和自我照护的原则

照护者在心理照护过程中通过运用心理学技巧，帮助照护对象更加深入地了解自身疾病与康复的知识，并给予积极的心理暗示，克服消极、负面情绪，启迪照护对象积极接受治疗并进行自我照护。

（4）保密原则

心理照护可能会涉及照护对象的隐私。照护者必须为照护对象保密，尊重照护对象的隐私。在照护工作中，若遇到照护对象不愿意提及的内容，不应追问。

二、心理照护的作用与方法

1. 心理照护的作用

（1）对照护对象的心理和认知进行调节

照护者通过专业的照护帮助照护对象调整心理、生理处于最佳状态，缓解由疾病带来的负面情绪，促进照护对象的康复。

（2）使照护对象以最佳状态接受治疗

照护者应当掌握每位照护对象的不同心理，把握好照护对象在疾病发展各个阶段的心理反应，针对照护对象存在的问题调整照护措施，满足照护对象的合理需求，增加照护者与照护对象之间的信任，使照护对象积极配合治疗。

（3）使照护对象适应角色，提高应对能力

照护者采取科学的心理照护措施，帮助照护对象适应环境与角色，积极配合治疗。

（4）调动主观能动性

照护对象能够自我照护是心理照护的最终目标。通过调动照护对象的主观能动性，促使照护对象积极主动配合治疗，做好自我照护，有利于整体照护的进行。

（5）照护者的自我调整

照护者不断地调整自己的心理，使之与照护工作处于良好状态，更好地融入照护工作。

2. 心理照护的方法

案例

陈某，女，35岁，已婚，育有2子。半年前，陈某被诊断患有右乳腺癌，三天前行右乳房切除术，目前生命体征平稳，但情绪低落，不知未来如何回归正常家庭生活。

讨论

请为陈某提供合理的心理照护措施。

（1）支持性心理疗法

心理支持疗法没有统一的体系，往往根据照护者对照护对象病情的理解，有针对性地对照护对象进行安抚、鼓励、引导等。常用的措施为倾听与点头、关心与安

慰、鼓励与支持、解释与引导、环境改变。

（2）精神分析疗法

精神分析疗法所用的治疗措施主要包括自由联想、梦的分析、移情分析、阻抗分析、解释等。

（3）认知行为疗法

认知行为疗法是通过改变照护对象的思维方式和信念的方法，达到改变照护对象对事物的不良认知的一种治疗方法。常用的方法包括理性情绪疗法、贝克认知治疗等。

（4）询者中心疗法

询者中心疗法主要是激发照护对象的主观能动性，使其认识到解决问题的能力来自照护对象自身。

（5）行为疗法

行为疗法中常用的行为矫正技术有系统脱敏法、放松疗法、冲击疗法、代币法（标记奖励法）、示范法、生物反馈疗法等。

（6）家庭治疗

家庭治疗是以家庭为对象实施的治疗方法，帮助照护对象家属找出照护对象的发病原因，引导照护对象克服生理和心理障碍。

3. 心理照护与整体照护的关系

整体照护是指依据照护对象的生理、心理、社会、文化等需求，运用专业的照护措施，满足照护对象的合理需要，为照护对象营造良好的环境。随着社会的进步，医学模式的变化，心理照护已成为整体照护的一个重要组成部分。

案例分析

建议提供心理支持疗法，在了解陈某的病情后，通过倾听、关心与安慰、鼓励与支持、解释与引导等措施对陈某进行安抚。

三、心理照护基本程序

1. 评估

心理照护评估是指通过观察照护对象的行为、动作，评估其当前的综合情况。

这是确定照护工作计划及执行的依据。

在评估时，不仅要掌握照护对象的身心状况，更要从文化程度、社会地位、经济状况等方面做全方位评估。

（1）基本情况

1）职业

照护者可以从照护对象的职业收集到许多信息，如照护对象是否为长期高压下的白领、高空作业工作者等。

2）受教育程度

照护对象的受教育程度可以反映他的社会状况，对信息的知悉和理解程度。照护者了解照护对象的受教育程度后，能够与照护对象有更多更好的沟通话题，增加照护对象的信任感。

3）婚姻状况

婚姻状况对照护对象的心理具有重要影响。良好的婚姻关系可以使照护对象的心理得到慰藉与鼓励，在疾病的发展或康复期发挥重要作用。

（2）日常评估

1）体温、心率、脉搏、血压

不同的疾病，都要做相应的日常评估。日常测量数据可以帮助医护人员把控病情。

2）睡眠情况

良好的睡眠可以使照护对象保持良好的精神状态，反之则容易导致照护对象的情绪低落。

3）饮食情况

照护对象的饮食状况也是评估照护对象心理的一个重要指标。照护对象产生焦虑、烦躁、抑郁情绪时常伴随着饮食的改变。

4）排泄状况

排泄功能异常，通常是情绪波动造成的。例如，在紧张、恐惧的情况下，照护对象会出现频繁排尿或腹泻的情况，抑郁、烦闷时则容易出现便秘。

（3）照护对象的应对能力

通过了解照护对象对突发状况的自我应对行为，从而了解照护对象的应对方法，可以让照护者帮助照护对象找到更合适的适应方式。

（4）价值观

照护对象的文化背景、价值取向等会对照护对象的行为反应产生影响。照护者在照护工作中要时刻注意这方面存在的问题。

（5）照护对象对角色的适应

在照护对象患病的各个阶段，照护者应关注照护对象是否对自己的当下角色完全适应。在初始阶段，照护对象能否较快地从社会角色转变为照护对象的角色；在发展阶段，照护对象是否完全适应照护对象这个角色，积极配合照护工作；在康复阶段，照护对象是否能够准确认识到如何更好地恢复各项身体机能；在痊愈后，照护对象能否完全放下照护对象这一角色，尽快投入到原来的工作和生活状态。

2. 计划

心理照护计划是根据评估，运用专业的照护技巧与心理学知识，确认照护对象的照护目标，使照护者为照护对象提供有针对性的照护措施。心理照护计划必须有严谨的逻辑性和科学依据。

（1）明确心理照护的目标

照护对象在疾病发展的不同阶段，照护者应该有针对性地提出照护措施。

（2）确定照护计划的先后顺序

在患病期间，照护对象的心理可能存在一个或多个问题。照护者应根据问题的轻重，选择优先处理的问题。例如，照护对象在患病期间有严重的自杀倾向，照护者应先安抚好照护对象的情绪，然后针对这一问题进行照护。

（3）制订心理照护的计划

根据已知的信息，针对照护对象现状，科学合理地制订计划。照护计划为照护对象展示照护的所有流程与内容，使照护对象配合照护工作，满足照护对象在心理上的一定需求，尽快适应照护环境，消除内心的不良刺激，以达到最佳的治疗或康复状态。在制订心理照护计划的过程中要掌握以下三个原则。

1）目标明确

心理照护计划的最终结果就是要通过实施计划而达到所需要的目标。目标包括近期目标和长期目标。

2）切实可行

照护计划必须从照护对象的实际情况出发，根据现有医疗设备、照护人员的专业素养和照护对象的身心问题，制订切实可行的照护计划。

3）突出重点

心理照护的计划要根据照护对象所存在问题的改变随时调整。制订心理照护计划时，应该抓住照护对象的主要问题，直击问题根源所在，突出重点问题。

3. 执行

心理照护的执行是指为了达到照护目标，根据心理照护计划，实施相应行动的过程。在执行照护计划时应考虑照护对象的生理和心理状态是否适应计划，努力满足照护对象的需求。照护者应充分调动照护对象的主观能动性，帮助照护对象进行自我护理。

在心理照护计划执行过程中，照护者要注意记录照护对象的各项身体指标的变化以及实施计划时的反应。

4. 评价

心理照护的评价是心理照护基本程序的最后一步，主要是对已经执行的计划是否有效解决了照护对象的心理问题，是否达到了心理照护的目标进行评价。

（1）心理照护评价的内容

1）对心理照护计划的评价

评价心理照护计划的可行性、合理性、针对性以及是否在预期内完成。

2）对照护者的评价

照护者的态度是否端正，专业素养是否到位，与照护对象沟通是否顺畅，能否解决照护对象实际存在的问题，是否从中协调照护对象与病友、家属、医生之间的人际交往，能否及时察觉照护对象的心理变化从而调整照护计划，记录的心理照护记录是否完整准确。

3）对照护对象的评价

照护对象的人际关系是否良好，照护对象的生理、心理反应是否良好，照护对象的适应程度及接受照护前后的变化。

（2）总结

在所有计划执行完成后，对照护对象出现的反应进行总结，并将这些反应与确定的目标相比较，判断是否达成目标。达成目标程度可分为完全达成目标、部分达成目标、未达成目标三种。对部分达成目标或未达成目标进行分析，重新制订心理照护计划。重新制订心理照护计划时，对仍然存在问题的，查出问题所在，并调整相应计划内容。对新出现的问题，重新评估照护对象的状态，制订全新的计划，进行进一步的照护，直到最终达成所有目标。

思考与练习

1. 简述心理照护的定义及目标。

2. 简述心理照护的常用方法。

3. 简述心理照护评估的内容。

4. 案例：王某，男，43 岁，企业管理人员，个性争强好胜。近日因出现心慌、心悸、胸闷等症状到医院就诊，被确诊为冠心病，住院治疗。王某平时身体健康，有吸烟史，平时工作紧张、压力大，经常熬夜加班。王某住院后，神经紧张，心慌惊恐，时刻担心自己面临死亡。

请根据案例中王某的心理问题，简述如何开展心理照护。

提示：根据心理照护“评估、计划、执行、评价”的基本程序展开。

模块二

慢性病人与急危重症病人的心理照护

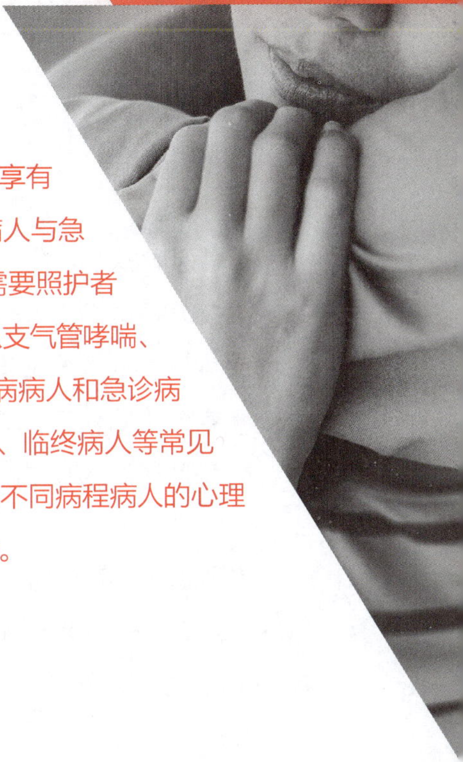

病人作为一类特殊的群体，有其对应的角色，享有相应的权利与义务，并有特定的心理特点。慢性病人与急危重症病人作为健康照护领域常见照护对象，需要照护者在日常照护中给予必要的心理照护。本模块以支气管哮喘、消化性溃疡、高血压、糖尿病等常见慢性病病人和急诊病人、传染病病人、ICU 病人、癌症病人、临终病人等常见急危重症病人为例，分析疾病病因和不同病程病人的心理特点，并提出相应的心理照护措施。

课题一
病人的心理特点及评估

能力目标

- 能知晓疾病、病人、病人角色的概念。
- 能知晓病人的权利与义务。
- 能判别病人角色适应情况。
- 能分析病人的心理特点。
- 能知晓病人心理评估的目的、功能、要素和方法。

本课题对疾病、病人以及病人角色进行了定义，对病人的权利与义务、病人角色适应情况、一般病人的心理特点、不同病程以及不同诊疗方式的病人心理进行讲解，并对病人心理评估的目的与功能、心理评估要素、心理评估方法进行介绍，使照护者能分析不同情况下病人的心理特点，使用正确方法进行心理评估。

一、疾病与病人概述

1. 疾病与病人的概念

（1）疾病

疾病是一种影响人体组织和器官功能的生物学过程，它以结构、机制和理化的病理改变为特征，以症状和体征的形式表现出来。医务人员可以通过体格检查，借助于实验室手段及医学仪器检测等科学方法，经综合分析诊断，使疾病成为客观的、可见的事实。

（2）病人

病人通常是指患有疾病的人，是医疗工作的对象，也是疾病的主体。在实际生活中，病人身份与患病并不具有必然的关联。一个人患有疾病，但未进行诊疗，人们一般也不会视其为病人。如果一个正常人因感到不适到医院就诊，也会被视为病人。可见，病人身份一般在医疗实践活动中得到确认。本书将病人定义为社会人群中身心感到不适或出现不适症状，并有求医或接受医疗服务的人。

2. 病人的权利与义务

病人作为一类特殊人群，享有与医疗卫生有关的相应权利，也承担相应的义务。常见的病人权利与义务见表 2-1-1。

表 2-1-1　常见的病人权利与义务

病人的权利	病人的义务
①被尊重与理解的权利 ②享受医疗服务和要求保密的权利 ③全部或部分免除健康时所承担的社会责任的权利 ④监督维护自己医疗实现的权利 ⑤参与评估的权利	①及时就医，争取早日康复 ②寻求医疗帮助，听从医嘱 ③遵守医疗服务部门的各项规章制度，支付医疗费用 ④与医护人员合作，配合诊治护理工作 ⑤病愈后及时出院，配合医院的随访工作

3. 病人角色适应

（1）病人角色的概念

病人角色又称患者角色，指被医生和社会确认的患病者应具有的心理活动和行为模式。当一个人患病后，便会受到不同的对待，人们期待他有与病人身份相对应的心理和行为，即担负起“病人角色”。

（2）病人角色的适应问题

1）角色适应

角色适应是指病人与其病人角色的期望基本符合，如承认自己患病，积极接受治疗，主动采取各类措施促进身体恢复健康，疾病痊愈后能及时从病人角色再转换到正常的社会角色。

2）角色适应不良

角色适应不良是指病人不能顺利地完成角色转换的过程。由于种种原因，病人在角色转换过程中会出现一些不适应反应，从而影响了身体恢复健康。角色适应不良会引起恐惧、焦虑、易怒、自责、抑郁等一系列的负面心理反应。常见的角色适应不良有以下几种情况。

①角色行为缺如：病人未能正常进入病人角色，表现为意识不到有病或否认病情严重程度。照护者对这类病人要介绍一些相关的医学知识，使其正视疾病及其后果，尽快进入角色以获得及时的治疗。

②角色行为冲突：病人在社会生活中承担多种角色，病人虽然能免除一定的社会责任，却无法完全脱离社会。例如，一个成年人患病之后，还要承担家庭责任，甚至还需要部分承担原有的工作。病人患病后，面临角色行为冲突，难以立即放弃原有的生活行为模式，各种角色行为让其左右为难，影响其进入病人角色。

③角色行为强化：病人角色向常态化角色转化时，病人角色呈现过度反应。这种情况主要表现为沉溺于病人角色，夸大病情，小病大养，不愿出院，不愿重返原来工作、学习和生活的环境。

④角色行为减退：病人适应病人角色后，由于某些原因又重新承担其本应免除的社会角色的责任。例如，某些需要继续治疗的慢性病人因为家庭经济困难，中断治疗再去工作。

⑤角色行为异常：病人无法承受患病或不治之症的挫折和压力，对病人角色感到厌倦、悲观、绝望，由此导致行为异常，表现出绝望、冷漠，拒绝治疗，直至以自杀来解脱病痛之苦，有的还会对医护人员产生攻击性行为。

（3）影响病人角色适应的因素

病人角色的适应受许多因素的影响，主要有以下三个方面。

1）疾病情况

疾病的性质、严重程度、病程发展、疗效等会影响病人角色的适应。如果疾病症状明显，能够促使病人及时就医，病人容易适应病人角色。

2）病人的社会心理特征

病人的个人特征，如年龄、性别、个性、文化程度、职业、经济状况、医学常识等，也是影响病人适应病人角色的重要因素。一般来讲，个性比较顺从、依赖的病人比较容易进入病人角色。

3）医疗卫生机构的情况

医疗卫生机构的情况，如医护人员的服务水平、工作态度、医疗环境等影响病人的角色适应。此外，医院的规章制度对病人也是一种约束，对病人的角色适应也有一定影响。

二、病人的心理特点

1. 病人的一般心理特点

健康人群的心理活动是适应社会生活，而病人的心理活动更多的是针对疾病本身和自身的感受。由正常工作生活转入疾病状态，病人的社会角色发生改变，疾病对病人的生理产生影响，也会使病人的认知、情绪、行为发生改变。由于病人所患疾病的病种、病程、病情不同，其个体特征也有所不同，因此患病后产生的心理变化也有差异，但具有一般的共性。

（1）心理需要

病人在患病期间会产生特殊的心理需要，照护者需要在工作中及时识别并很好地理解病人，以便提供针对性照护措施，使病人以良好的心理状态接受医疗服务，促进病人康复。

1）渴望康复

病人的心理需要，首先就是渴望康复。疾病的痛苦感使病人急切希望获得专业人员的帮助，以使身体恢复舒适。因此专业人员给予的适当心理安慰和专业的医疗指导，可以帮助病人增强战胜疾病的信心。

2）追求安全感

疾病使病人的生命安全受到威胁，因此迫切希望有措施来保障安全。疾病越严重，自我保护能力越低，求生的迫切感越强。在疾病治疗过程中，病人对与自身疾病相关的信息，如疾病的性质、严重程度、可行的诊疗方案、药物的副作用、疾病的预后等，如果无法了解，容易引起焦虑、恐惧等不良情绪，影响病人康复。因此，对病人进行健康教育，帮助病人获得信息，可以提升病人的安全感。

3）渴望被尊重

被尊重是人的基本需要。病人由正常社会角色进入病人角色，对周围人对自己的态度都比较敏感。他们希望得到医务人员的重视，得到周围人的理解，得到家人的关心，希望有个人自主权、隐私权，希望人格被尊重。如果被尊重的需求未得到满足，病人会产生自卑心理，甚至愤怒感。因此照护者要尊重病人，与病人建立融洽的关系，积极与病人沟通交流，了解他们的需求，并及时进行疏导。

4）渴望关爱

疾病的痛苦使病人十分期盼周围人的理解、关心和呵护，希望得到同情和精心照料。如果病人渴望关爱的需要在疾病诊治过程中未得到满足，就会产生孤独感、失落感，甚至出现抑郁情绪。因此，照护者要与家属加强沟通，鼓励家属为病人提供精神上和物质上的支持与关爱。

（2）心理反应

疾病对病人生理功能的影响，会使其认知、情绪、意志、行为发生一系列变化，同时，这些改变也会反过来影响生理功能。生理功能与心理功能相互依存、相互影响，共同产生作用。照护者要及时识别病人的不良情绪并进行适当干预。

1）认知改变

①感觉过激，对外部环境过度在意，如周围的声音、光线或者周围人的表情等，对自身的生理变化也过于关注，容易放大身体不适，容易紧张、烦躁、愤怒。

②感觉迟钝，如味觉、听觉等敏感性降低，对外界丧失兴趣，表现出麻木、冷淡的状态。

③记忆减退，不能准确回忆病史，记不住医嘱，甚至记不住自己刚说过的话。

④时空错乱，感觉度日如年。

⑤思维紊乱，分析判断能力下降，导致犹犹豫豫，对自身病情无法准确描述和决断。

⑥多疑，怀疑诊断的准确性，担心误诊，担心医务人员和家人对其隐瞒病情等。

2）情绪改变

①焦虑与恐惧：由于对自身患病的不安，对疾病及自身认知的缺乏，导致担心害怕疾病的痛苦、后遗症、死亡。

②抑郁：一些病人会产生抑郁情绪，对治疗疾病缺乏信心，认为疗效与预期不符，导致消极压抑，甚至悲观绝望。

③愤怒：一些病人由于治疗受挫或认为自身患病不公平，产生烦躁愤怒的情绪。有的病人会将愤怒指向医务人员和医疗环境，有的病人还会进行自我伤害或拒绝治疗。

3）行为改变

病人的心理需要未得到充分满足，疾病痛苦产生的多种不良情绪使病人出现多种行为变化：

① 意志力降低，不能按要求完成治疗，使疗效受到影响。

②过于依赖，由于受到医务人员的关心、家人的照料，以及对自身行为和自我

管理信心不足，从而变得过于依赖。

③行为退化，表现为行为幼稚，甚至退化到婴儿时期的模式，如大声哭泣、呻吟、叫喊，期望引起注意。

④极度自我，对周围的事物漠不关心，只对与自身有关的事感兴趣，甚至对自身病前的事情也失去兴趣等。

2. 不同病程的病人心理

（1）疾病发展初期病人的心理

患病初期，由于疾病突发，对疾病缺乏了解，病人会感到震惊，开始会否认疾病的存在，不相信医生的诊断，不愿意很快进入病人角色，因此会反复评价，直到真正感受到疾病的症状或体力不支时才逐渐默认。一旦承认疾病，病人开始埋怨自己没有量力而行，埋怨别人没有照顾好自己，埋怨家人对自己关心不够等。照护者应该及时了解病人心理变化，帮助病人面对现实，鼓励病人表达情感并给予关心、安慰，帮助病人了解有关疾病的知识，激发病人战胜疾病的信心，以适应治疗环境。

（2）疾病发展期病人的心理

经历初期的否认、默认后，病人逐渐进入角色。这一阶段，病人对疾病信息的需求增长，注意力集中在自身疾病的变化及疾病带来的痛苦体验，因此迫切需要了解病情、知悉诊断结果和治疗方案以及疾病的预后等信息。此时病人比较合作，愿意配合诊治及照护。但是，病人也会随着病情变化时而开心、时而失望、时而焦虑。病人常常敏感、多疑、易激动，自理能力减弱，依赖性增加。病情较重的病人易产生抑郁、恐惧心理。因此，照护者要配合主治医生对病人开展健康教育，帮助病人更好地获取疾病及治疗信息，在照护过程中细心观察病人心理变化，帮助病人了解心理情绪对疾病转归的影响，增强病人战胜疾病的信心。

（3）疾病康复期病人的心理

经过治疗，病人逐渐康复，临床不适症状得到缓解或消除。病人心情逐渐开朗，对外界的注意力也逐渐增加。此时有些病人延续敏感状态，担心自己如何再次融入社会，也有一些病人担心病情转为慢性、迁延性。还有病人因为疾病期间周围人无微不至的照料而表现依赖，拒绝进入社会角色。最终不能达到机体整体康复的病人，可能会产生失落、抑郁、自卑、退化心理。照护者要帮助病人了解疾病的康复状况及注意事项，恢复心理健康及自理能力，确保治疗的延续，促进机体功能康复，同时帮助病人及时调整价值观念，重新评价自我，挖掘自己的潜能，重返社会。

3. 不同诊疗方式的病人心理

在疾病治疗过程中，同样的疾病由于诊疗方式的不同，会对病人的心理产生不同影响。

（1）门诊病人的心理

1）焦虑

门诊病人由于就诊时间短，流动性强，求医心切，医院环境复杂，在等待就诊期间容易焦虑。

2）恐惧

门诊病人对医院环境及就诊流程不熟悉，对疾病症状带来的病痛不了解，容易紧张害怕。

3）疑惑

门诊病人对门诊医务人员不了解，既渴望获得良好的诊治，又不免对诊疗方案产生疑惑，对疾病一知半解，怀疑自己患有不治之症，或稍有不适就联想某种疾病，频繁求医。

4）从众

由于对疾病缺乏了解，易产生从众心理，在就诊前，四处收集信息，渴望专家名医的诊治，一旦未得到满足，就加剧恐慌、焦虑。

5）悲观

慢性病人多次就诊，如果未达到预期效果，易产生悲观、失望情绪，降低其治疗的信心。

（2）住院病人的心理

1）焦虑

一方面，病人对住院治疗感到焦虑不安，自认为疾病到了比较严重的地步。另一方面，病人处于陌生的医疗环境，周围都是病人，会感觉莫名的紧张，尤其周围有相同病种的危重症病人。

2）孤独

在陌生的环境住院，生活规律被打破，没有家人朋友在身边，常会有孤独、寂寞、空虚感，甚至感觉度日如年。

3）依赖

病人住院后，受到医护人员、家人的关心照顾，会变得被动、顺从、依赖，情感脆弱，常常希望得到更多的关心和安慰。

4）猜忌

住院后，病人容易敏感多疑，医生查房时间较短会使病人感到不被重视，查房稍多又会使病人疑虑不安，听见医生讨论病情会加剧猜疑和紧张。

（3）特殊检查病人的心理

1）检查前

需要做特殊检查的病人，一方面迫切需要了解自己的病情，渴望检查，另一方面对检查缺乏了解而反复询问，希望得到医护人员的承诺和保证。此外，病人还会对检查可能带来的不适感感到担忧和害怕。

2）检查中

病人可能表现惊慌、恐惧、情绪激动，导致不配合或过于依赖，自我判断力减弱。严重的情绪反应甚至可能影响检查结果。

3）检查后

某些检查的不适感可能会持续数天，或者检查结果需要数天后才能告知，以致病人对疾病的诊断及预后产生焦虑、恐惧，放大了疾病的不适体验。

三、病人的心理评估

借助心理评估可以了解病人在患病前的心理状况及与躯体疾病伴发的心理问题或心理障碍，以便采取相应的心理照护措施。同时，心理评估也是评价心理照护效果的重要手段。

1. 心理评估的目的与功能

（1）临床心理评估的主要目的

1）发现病人心理活动方面现存的、潜在的健康问题。

2）了解病人心理特征，作为心理照护和选择护患沟通方式的依据。

3）评估病人压力源、压力反应及其应对方式，制订有针对性的护理计划。

4）对病人常见的心理问题进行量化和分级。

5）在司法鉴定中，对当事人责任能力进行鉴定。

（2）临床心理评估的主要功能

1）筛查心理照护对象

大多数病人都伴有不同程度的心理问题。心理评估可筛查病人心理问题的程度，便于医务人员和照护人员主动及时地干预，帮助病人恢复心理健康。

2）提供心理照护实施依据

临床心理评估不仅需要把握病人的心理状态，更需要深入分析病人心理反应的影响因素。不同病人的负面情绪的表现和影响因素不同，照护者应通过评估为其提供针对性干预措施。

3）评估心理干预效果

实施心理照护后，需评价心理干预的效果，了解病人心理危机是否化解、心理问题是否解决以及解决的程度。

4）为康复者提供健康指导

病人在结束治疗脱离医生指导后，会存在不安全的心理，病人不良的生活习惯和有危害的应对方式也可能阻碍进一步康复。照护者需要根据病人前期疾病阶段心理评估资料制定康复方案，进行个人性格、情绪调控、生活方式、应对方式、环境影响等方面的康复指导。

2. 心理评估的要素

（1）辛德和威尔森提出的十项心理评估要素

1）对压力的反应

人在不同时期、不同地点有不同的需要，当需要不能被满足时，就会产生压力。面对压力，人类有一些可预测的机制。由个人对压力的反应，可以预测他对问题的解决能力。

2）人际关系

人际关系紧张是压力的来源，通过观察个人与周围人物关系的亲疏可以评估该人对人际关系的需求程度。

3）动机和生活方式

由个人的生活方式可以看出他对生命的态度，由个人日常生活的表现可以看出他需求的层次。

4）思考和言谈

大脑的思考可以通过言语表达，并显示一个人的思考是否正常、合理。评估病人的思考过程可以区分精神病病人及其他异常状况，了解个人受潜意识的支配情形。

5）非言语性行为

姿势、表情、动作等非言语性信息内容更容易表达一个人的反应，甚至可以加强言语内容的意识或透露言语内容的矛盾之处。因此，非言语性行为是心理评估的重要项目。

6）情绪的控制和自我认识

个人的感觉是自我认识的一部分，自我认识对个人的行为具有影响。但是，个人的感觉却常被个人忽略或被个人有意识地阻断，造成个人对自我认识的不完整，继而个人的行为不能完全地被自己掌握。

7）外在资源

若将病人当作一个系统，认识到他需要不断地与他的家庭、医院、工作单位和生活环境等有互动才能生活下去，那么，通过认识病人的外在资源来增进对病人的了解也是非常必要的。此外，评估病人的外在资源时，应该看到正反两方面的意义。病人的价值观、人生观等无形的资源，以及照护人员本身能为病人做些什么也应列入评估范围。

8）潜能及个人长处

潜能及个人长处包括人格特质和适应特征。当一个人有较多的潜能及长处时，凭借他已有的能力，容易达到目标。

9）身体健康情况

疾病因影响个人的工作及日常生活，形成疾病以外的压力源。长期或慢性的情绪压力可以导致生理方面的功能失调。照护人员必须加上自己的判断，对病人的身体健康情况、其他相关资料及行为进行综合评估与处置。

10）会谈

照护人员与病人会谈及建立人际关系的过程具有治疗性目的。照护人员必须先顾及个人的言行，才能注意到会谈过程中对方的表现。由于个人的背景、经验不同，为增加评估病人的客观性，照护人员认识自己的主观意识是非常重要的。

（2）文森特提出的五项心理评估要素

1）个人行为方面，如个人衣着、饮食、卫生习惯。

2）心理行为方面，如个人生活、行为动机、沟通方式和处理问题的能力。

3）社会行为方面，如家事的处理、社交活动、工作情形。

4）医疗行为方面，如个人接受健康检查、门诊治疗、服药情形。

5）病人家属及病人的互动行为方面，如家人与病人的沟通情形及对病人的态度。

3. 心理评估的方法

（1）心理测验法

心理测验是为心理评估收集数量化资料的常用工具。在临床护理工作中，以心理测验作为心理或行为变量的主要定量手段。心理测验使用经过信度、效度检验的心理评定量表，如人格量表、智力量表、症状量表等，对人的某一心理现象或行为进行量化的记录和分析，从而推测个体的智力、人格、态度等方面的特征与水平。在心理评估中，心理测验占有十分重要的地位。测验可以对心理现象的某些特定方面进行系统评定，如个体的智力、态度、性格、情绪等。测验一般采用标准化、数量化的原则，所得到的结果可以参照常模进行比较，避免了一些主观因素的影响。心理测验的应用范围很广，种类也十分繁多。在医学领域内，心理测验主要包括器质性疾病和机能性疾病的诊断及与心理学有关的问题，如智力、人格、特殊能力、症状评定等。

（2）观察法

观察法是指在自然情境中或预先设置的情境中，在对人的行为直接观察后进行心理评估的方法。观察的主要内容包括仪表、行为、言语、感知、情绪、思维、智力、自知力等。观察法的优点是可以观察到被试者在自然状态下的行为表现，获得的结果比较真实。观察法的主要缺点是研究者处于被动地位，往往难以观察到研究所需要的行为，收集资料比较费时。

（3）会谈法

会谈法是指评估者与被评估者进行面对面交谈。会谈可分为非结构式会谈和结构式会谈两种。非结构式会谈又称为自由式会谈，这种会谈方式是使被评估者在自由谈话中毫无戒备地吐露出自己的思想和情感，从而使评估者掌握被评估者的真实体验，但所掌握的资料肤浅而不全面。结构式会谈是根据心理评估的要求，编制会谈的提纲，会谈时根据事先编制的提纲向被评估者提出问题，让被评估者按要求回答。结构式会谈的优点是重点突出，能够收集到比较系统的资料。

（4）调查法

调查法是指通过书面或口头回答问题的方式，了解被试者心理活动的方法。调查法的主要特点是能够同时收集到大量的资料，使用方便且效率高。调查时既可以向被调查者本人做调查，也可以向熟悉被调查者的人做调查。

（5）作品分析法

作品是指被评估者写的日记、画的图画、做的工艺品等，也包括生活和劳动过程中所做的事和生产的其他物品。这些作品反映了被评估者的心理特征、心理发展水平、行为模式及当时的心理状态等方面的内容。通过分析这些作品可以有效地评估其心理水平和状态。

思考与练习

1. 简述病人角色适应不良的主要情况。

2. 简述病人的一般心理特点。

3. 比较常用心理评估方法的特点。

4. 案例：廖某，男，78 岁，退休工程师，独身，养老院居住。在常规体检时发现肝脏有肿块，为明确诊断，预约综合医院增强 CT 检查，给予门诊 CT 检查注意事项告知书。廖某情绪非常紧张，反复看告知书的注意事项，不断询问养老院照护人员关于肝癌的相关知识及增强 CT 检查方法，并要求提供相关书籍以供查阅。同室者抱怨他晚间不熄灯，辗转反侧不得安宁。

请分析廖某出现情绪问题的原因，并说明如何针对性地提供心理照护。

提示：（1）根据案例判断廖某属于哪一类照护人群，出现哪些情绪问题，导致不良情绪的原因。（2）给予相应的心理照护。

课题二
慢性病人的心理照护

能力目标

- 能知晓慢性病人的心理照护原则。
- 能分析支气管哮喘、消化性溃疡、高血压、糖尿病病因。
- 能判别支气管哮喘、消化性溃疡、高血压、糖尿病病人的心理特点。
- 能对支气管哮喘、消化性溃疡、高血压、糖尿病病人进行心理照护。

慢性病是一种以生活方式和环境危险因素为主引起身体结构功能改变，无法彻底治愈，需要长期治疗、照护及特殊康复训练的疾病，临床表现为起病隐匿、潜伏期长、病程长等特点。本课题介绍了慢性病的演变过程、慢性病人的遵医行为和心理照护原则，并对支气管哮喘、消化性溃疡、高血压、糖尿病等慢性病的病因、病人的心理特点和心理照护措施进行了重点说明。

一、慢性病的心理管理

1. 慢性病的演变过程

慢性病的演变过程可划分为六个阶段。

（1）无危险阶段

在无危险阶段，人们的周围环境和行为生活方式中不存在危险因素。

（2）危险因素出现阶段

随着年龄增加和环境改变，在人们的工作生活中出现了危险因素，但由于作用时间短暂及程度轻微，危险因素并没有产生明显的危害，或者对人体危害作用还不易被检出。

(3) 致病因素出现阶段

随着危险因素数量增加及作用时间延长，危险因素转变为致病因素，对机体产生危害的作用逐渐显现。

(4) 症状出现阶段

这一阶段症状已经出现，组织器官发生可逆的形态功能损害，用生理生化的诊断手段可以发现异常的变化。

(5) 体征出现阶段

在体征出现阶段，症状和体征可能并行或程度不一地先后出现，患者自己能够明显感觉机体出现形态或功能障碍，症状和体征明显。即使停止危险因素的继续作用，一般也不易改变病程。采取治疗措施可以改善症状和体征，推迟伤残和减少劳动能力的丧失。

(6) 劳动能力丧失阶段

劳动能力丧失阶段是疾病发展的最后阶段。由于症状加剧，病程继续发展，病人丧失生活和劳动能力。

2. 慢性病人的遵医行为

(1) 遵医行为的概念

遵医行为是指病人遵从医护人员开具的检查治疗医嘱或照护方案等，进行检查、治疗及预防疾病复发的行为。医护人员对病人进行诊治是医护人员的职责，但疾病的治愈还需要病人主动配合治疗及照护。病人只有跟医生、照护者密切合作，严格遵守医嘱，才能尽快恢复健康。良好的遵医行为是实现预期治疗、照护效果的首要前提。

(2) 遵医行为的影响因素

1) 疾病

疾病的种类、严重程度及病人的就医方式都会影响病人的遵医行为。一般情况下，急症、重症、住院病人遵医率较高，而慢性病、轻症、门诊病人不遵从医嘱的情况相对较多。病人对疾病相关信息的掌握程度也影响其遵医行为。当病人了解或接受疾病的危害性，知晓遵守医嘱有利于健康时，易于出现遵医行为。

2) 病人的心理社会特征

病人的性别、年龄、职业、受教育程度、信念、社会经济地位等心理社会特征在不同程度上影响着病人的遵医行为。例如，老年病人可能因为不理解医嘱中专业术语或因记忆力下降而不能完全记住医嘱，导致遵医率下降；受教育程度低的病人对疾病缺乏正确认识，会影响其遵医行为；经济状况不好的病人可能想通过减少药物用量来减轻家庭经济负担，也会导致遵医率下降。

3）病人的主观意识与自控力

有些病人根据自己既往的经验或主观见解来决定是否或在多大程度上遵从医嘱。有的病人认为“是药三分毒”，有选择地接受药物治疗；有的病人在戒烟、戒酒、控制饮食、增加锻炼等生活方式的调整上难以自控，也会对疾病产生不利影响。

4）医患、护患关系

医护人员与病人的关系直接影响到病人的遵医行为，病人与医护人员接触时间、频率、交流方式对病人遵医行为的影响强于病人自身因素对遵医行为的影响。医护人员如果不能跟病人进行深入交流或在交流中多用专业术语，会影响病人对医嘱的理解，甚至对医嘱存在疑虑和恐惧，从而影响医嘱的执行。医护人员如果态度不好或者专业技术水平不高，不能跟病人形成良好的关系，得不到病人信任，也会影响遵医行为。

5）治疗与照护方案

如果治疗与照护方案太复杂，病人难以理解并记住，会影响病人的遵医行为。如果前期的治疗效果不明显，病人容易失去遵医的耐心和信心，从而影响病人的遵医行为。如果治疗措施与病人的心理期望差别较大，也会影响病人的遵医行为。如果医护人员交代医嘱过于简单，病人存在疑虑或担心，同样会影响病人的遵医行为。

（3）不遵医行为的后果

不遵医行为会导致治疗计划失败，除了增加医疗费用外，还会降低生命质量。例如，漏服心脏病药物易导致心律失常或心脏停搏，漏服抗高血压药可能导致脑卒中，不按处方服用抗生素可能引起感染复发并导致细菌产生耐药性。

（4）提高遵医率的措施

提高病人的遵医率，需要社会、病人和医护人员多方面共同努力。从社会角度而言，应通过各种媒体和相关机构加强健康教育，使病人树立正确的保健意识，自觉地遵从医嘱。病人应该学习一些医疗保健常识，并与医护人员交流，在正确理解医嘱的基础上主动配合诊治。照护者应督促病人按时按量服药，帮助病人改变不良生活方式。

3. 慢性病人的心理照护原则

（1）保密性原则

对病人的姓名、职业、病情及治疗过程进行保密是照护者应遵循的职业道德，也是心理治疗的一个重要原则。没有获得病人的许可，照护者决不能泄露病人的情况，包括不与亲属诉说，不与同事交流，更不可公开病人病情。保密性原则在治疗一开始时就应向病人说明。这样可取得病人的信任，促进良好护患关系，获得有关病情的可靠信息。

（2）科学性原则

心理照护一定要遵循心理学规律，要以科学的理论为指导。因此，照护者首先应具有扎实的专业基础，并对病人有高度的同情心，还要有体贴爱护、主动热情等良好的职业态度。

（3）接受性原则

对待病人，不论其年龄大小、职务高低，都要一视同仁，热情接待，要用启发式的提问引导病人诉说，耐心地倾听。倾听就是照护的开始，因为病人在诉说的时候可以得到宣泄。不论病人表述什么，都要以极大的同情心来理解病人的行为，要感同身受，这样病人才会觉得你是可信赖的，才能配合照护。

（4）支持性原则

病人患病后会产生一种受挫折的心理。因此，照护者要向病人传递支持信息，说明疾病可以治好，以解除病人因缺乏相关知识而产生的焦虑情绪，增强战胜疾病的信心和勇气。同时，也要向病人说明，任何治疗都需要病人积极配合、遵守医嘱，否则会影响治疗效果。照护者要让病人感到照护者的照护是有科学依据的，态度要坚定、慎重、亲切。

二、支气管哮喘

案例

陈某，女，35 岁。她的女儿 11 岁。陈某常年患有支气管哮喘病，每次哮喘发作都有明显的心理因素诱因。近几年来，只要女儿腹痛，陈某的哮喘就会发作，当女儿腹痛缓解，陈某的哮喘随即平息。

讨论

陈某支气管哮喘发作的病因。

1. 病因

支气管哮喘是以多种细胞和细胞组分参与的气道慢性炎症为特征的异质性疾病，其原因和发病机制尚未完全明确。目前认为遗传因素、促发因素和变应原是三大致病因素。

（1）遗传因素

过敏体质及外界环境的影响是发病的危险因素。支气管哮喘与多基因遗传有关，支气管哮喘患者亲属患病率高于群体患病率，并且亲缘关系越近患病率越高。患者病情越严重，其亲属患病率也越高。

（2）促发因素

常见的支气管哮喘促发因素有空气污染、吸烟、呼吸道感染、妊娠、剧烈运动、气候变化，以及多种非特异性刺激，如吸入冷空气、雾滴等都可诱发支气管哮喘发作。此外，焦虑、愤怒、恐惧、失望、压抑等负面情绪，亦可诱发支气管哮喘。

（3）变应原

1）室内外变应原

尘螨是最常见、危害最大的室内变应原，是支气管哮喘在世界范围内的重要发病原因。尘螨存在于皮毛、唾液、尿液与粪便等分泌物里。真菌也是存在于室内空气中的变应原之一，特别是在阴暗、潮湿以及通风不良的地方。花粉与草粉是最常见的引起支气管哮喘发作的室外变应原，动物毛屑、二氧化硫、氨气等特异和非特异性吸入物也是室外变应原。

2）职业性变应原

常见的职业性变应原有谷物粉、面粉、木材、饲料、茶、咖啡豆、家蚕、鸽子、蘑菇、抗生素、松香、活性染料、过硫酸盐、乙二胺等。

3）药物及食物

阿司匹林、普萘洛尔和一些非甾体抗炎药，以及鱼、虾、蟹、蛋、牛奶等食物亦可诱发支气管哮喘。

2. 心理特点

（1）紧张和焦虑

支气管哮喘发病突然，症状明显。病人呼吸极度困难而不能平卧，甚至影响饮食、睡眠和正常的语言交流，患者往往产生紧张和焦虑情绪。

（2）烦躁和恐惧

支气管哮喘多在夜间发作，病人自觉呼吸困难、胸闷、大量出汗、易疲劳。支气管哮喘持续发作致使病人筋疲力尽，有濒死感。病人易出现烦躁和恐惧，对各项检查和治疗缺乏耐心和信心，过于担心疾病预后。

案例分析

陈某具有明显的懦弱、被动、依赖、焦虑的个性特点。当她发现女儿腹痛难忍后，因为心疼孩子而产生着急、紧张、焦虑的情绪。过度焦虑、心理压抑等情绪可导致自主神经系统兴奋，支气管平滑肌收缩而诱发支气管哮喘发作，导致处于严重心理应激的陈某支气管哮喘病发作。

3. 心理照护措施

（1）引导病人寻找诱因

引导病人寻找引起支气管哮喘发作的诱因。诱因可能是负面生活事件，也可能来自病人的内心。例如，支气管哮喘前是否有家庭危机、同事争吵、面临裁员等不利事件？如果有，是哪一件？当时是怎么想的？照护者引导病人分析事件及当时想法与支气管哮喘发作的因果关系，启发病人认识到“事件是客观存在的，而想法可以多样，如果能对事件正确思考，事件可能就不是诱因了”。

（2）指导病人改变性格

病人的性格特点与支气管哮喘的发作有一定关系，指导病人改变性格对减少或缓解支气管哮喘发病具有重要意义。照护者在照护过程中主要针对病人依赖顺从、敏感多疑、以自我为中心的性格特点，有计划地安排最简单的事情让病人操作，根据病人完成的好坏适当安排重复或增加操作项目，并给予适时指导和鼓励。

（3）疏导负面情绪

支气管哮喘病人的负面情绪与支气管哮喘发作互相关联，负面情绪越明显，支气管哮喘发作越重，支气管哮喘发作越重，负面情绪越明显。打破这种恶性循环是预防、护理、治疗支气管哮喘的重要方法。使用平喘药是减轻或消除哮喘症状、阻止恶性循环的一种方法。支持性语言，如鼓励、解释、保证、指导及促进环境改善，有助于消除病人负面情绪，解除呼吸困难与焦虑情绪间的恶性循环。

三、消化性溃疡

1. 病因

消化性溃疡主要指发生于胃和十二指肠的慢性溃疡，属于多发病和常见病。消化性溃疡易发于与酸性胃液接触的部位，绝大多数发生于胃和十二指肠，又称胃、十二指肠溃疡。

酸性胃液对黏膜的刺激作用是消化性溃疡形成的基本因素。胃酸分泌过多、幽门螺旋杆菌感染和胃黏膜保护作用减弱等因素是引起消化性溃疡的主要原因。胃排空延缓和胆汁反流、胃肠肽的作用、遗传因素、药物因素、环境因素和精神因素等，都与消化性溃疡有关。

2. 心理特点

（1）恐惧

病人对疾病的并发症有一定程度了解，常担心腹痛加剧导致胃穿孔、大出血，甚至危及生命而极度紧张、恐惧。紧张、恐惧又可引发胃痉挛，胃酸分泌增多，从而加重溃疡，形成恶性循环。

（2）紧张、焦虑

消化性溃疡病人主要临床表现为慢性、周期性、节律性上腹部疼痛。病人进餐前后往往表现出紧张和焦虑，经常担心进餐后疼痛。

（3）抑郁

消化性溃疡病人因疾病久治不愈或反复发作，自认为拖累亲人，给家庭造成经济负担，常唉声叹气。

3. 心理照护措施

（1）帮助病人分析刺激原因

照护者应帮助病人分析与消化性溃疡发作有关的各种刺激因素，并采取针对性措施减少诱发因素。如病人的疼痛发作与负面情绪有关，照护者就应该帮助病人改变不良心情，培养积极愉快的心情。

（2）指导病人对抗负面情绪

照护者应向病人介绍疾病的相关知识，使病人了解病因、控制方法和治疗手段，树立战胜疾病的信心。

(3)指导病人建立健康生活方式

培养病人养成健康的生活习惯，按时起床，睡觉，不吸烟，不饮酒，不吃刺激性食物，规律饮食。照护者应指导病人参加适当的活动，如欣赏音乐、绘画、看电视、听广播等。

四、高血压

案例

王某，男，47岁，患高血压5年。经多家医院诊治，王某的血压一直不稳定。一个月前，他因连续工作10小时出现晕厥，被诊断为脑出血。经积极治疗，王某生命体征平稳，但情绪低落，甚至产生轻生念头，经医护人员开导有所好转。

讨论

请分析王某的心理状况。

1. 病因

高血压是指以体循环动脉血压（收缩压≥ 140 mmHg 或舒张压≥ 90 mmHg）增高为主要特征，可伴有心、脑、肾等器官的功能或器质性损害的临床综合征。高血压分为原发性高血压和继发性高血压。一般认为，产生高血压的因素主要包括以下几种：

(1)遗传因素

原发性高血压是一种多基因遗传性疾病。

(2)高钠膳食

人群中钠盐摄入量与高血压患病率呈正相关。

(3)超重和肥胖

人体脂肪含量与血压水平正相关。体重指数与血压水平正相关。

(4)饮酒过量

人群高血压患病率随饮酒量增加而升高。虽然少量饮酒后短时间内血压有所下降，但长期少量饮酒可使血压轻度升高，过量饮酒则使血压明显升高。

(5)精神紧张

长期精神紧张也是高血压发病的危险因素，长期从事高度精神紧张工作的人群高血压患病率较高。

（6）其他危险因素

高血压发病的其他危险因素包括年龄、缺乏体力活动、吸烟、血脂异常、糖尿病等。

2. 心理特点

（1）焦虑和恐惧

高血压病人常因担心血压变化会引起脑出血、心肌梗死、半身不遂等并发症和后遗症，导致焦虑和恐惧。

（2）猜疑

高血压病人因久治不愈或血压出现明显波动，会感到缺乏安全感，敏感多疑。他们会特别在意周围人的言行，而且对别人的观点往往持怀疑态度，总以为别人对自己隐瞒了血压升高的实情，或怀疑血压测量结果有问题。

（3）悲观

高血压病程漫长，长期用药后可能会出现耐药性或不良反应，令病人失去治疗信心，不愿按时服药。

（4）无所谓态度

一些年轻病人因平时身体健康，认为高血压不算病，用不着服药，以致病情加重，甚至出现并发症。

案例分析

王某由于多次求医，多年治疗，血压一直控制得不太好。目前出现病情加重情况，自认前期积极治疗，但高血压未能有效控制，导致王某对疾病的治疗缺乏信心，对后期治疗预期感到失望，产生消极压抑，甚至悲观绝望的情绪。

3. 心理照护措施

（1）缓解心理应激源

社会环境、生活事件等应激源可诱发或加重高血压，而血压升高会加重病人心理负担，使血压进一步增高，从而形成恶性循环。心理照护的目的就是针对社会环境、生活事件等心理应激源采取有效措施，打破恶性循环。

（2）疏导负面情绪

负面情绪干预在高血压病人照护中至关重要。照护者需向病人解释什么是原发性高血压，使病人了解情绪与高血压的关系以及平衡的心态对控制血压的重要性，教会病人情绪控制方法，鼓励病人通过宣泄缓解负面情绪。

（3）倡导健康的生活方式

指导病人保证充足的睡眠，鼓励轻症病人适当运动，如太极拳、健身操、散步等。

（4）引导病人发挥主观能动性

在了解病人心理压力的基础上，鼓励病人增强同疾病斗争的勇气和信心，逐步激发病人自我领悟、自我认识和自我矫正的能力，最终达到解除高血压病人的负面情绪，进一步巩固疗效的目的。

五、糖尿病

1. 病因

糖尿病是一组以高血糖为特征的代谢性疾病。高血糖是由胰岛素分泌缺陷或其生物作用受损引起的。长期存在的高血糖可能会导致病人的眼、肾、心脏、血管、神经等慢性损害、功能障碍。糖尿病是遗传和环境共同作用的结果。

（1）遗传因素

Ⅰ型或Ⅱ型糖尿病均存在明显的遗传异质性。糖尿病存在家族发病倾向。

（2）环境因素

进食过多、体力活动减少导致的肥胖是Ⅱ型糖尿病最主要的环境因素，使具有Ⅱ型糖尿病遗传易感性的个体容易发病。

2. 心理特点

（1）焦虑和紧张

糖尿病难以根治，随着病程的发展还会陆续出现多种并发症。糖尿病病人往往会表现出负面情绪，主要表现为情绪低落、对生活失去信心、害怕死亡、精神高度紧张，甚至感觉过敏。

（2）怀疑

糖尿病病人长期患病，逐渐变得敏感多疑，担心别人歧视。久治不愈或反复发作的病人往往顾虑较多，怀疑患了不治之症，症状稍有变化就容易联想到另一种病。

（3）厌世和拒绝

糖尿病是一种慢性疾病，若治疗效果长期不佳，病人很可能抗拒治疗，主要表现为表情冷漠，对所有事情无动于衷。此外，糖尿病病人接触的医生多，容易对医生缺乏信任。

3. 心理照护措施

（1）疏导负面情绪

情绪可影响糖尿病病人的血糖水平。糖尿病病人的情绪疏导有利于疾病向有利的方向转归。照护者应真诚交流，帮助病人解除心理顾虑，消除负面情绪，为病人提供倾诉机会，防止心理障碍，转移病人注意力，以缓解负面情绪体验，及时向病人反馈病情好转的信息，帮助病人树立信心。

（2）鼓励参与社交

照护者应鼓励糖尿病病人积极参与社交活动。一方面，可让病人与病友交流；另一方面，可以建议病人参加当地糖尿病病友俱乐部，使病人在团体中学习患病后如何正常生活，并建立健康的生活方式。

（3）给予健康教育

糖尿病病人健康教育是通过有计划、有目的、有评价的教育活动，帮助病人掌握疾病知识，重建疾病认知，改变不健康生活方式，提高生活质量。

（4）倡导自我照护

Ⅰ型糖尿病一般为终身性疾病，病人绝大部分时间都在院外治疗。为此，应倡导病人进行自我心理照护。

思考与练习

1. 简述慢性病人心理照护的原则。
2. 简述支气管哮喘常见的致病因素。
3. 简述高血压病人的心理特点。
4. 简述糖尿病病人的心理照护措施。
5. 案例：金某，男，40 岁，建筑设计师，作息时间不规律，经常工作至深夜，饮食不定时，常有上腹部疼痛，但可自行缓解，故一直未就诊。一天晚上，金某突发腹痛，有咖啡色呕吐物，急诊诊断为消化性溃疡、上消化道出血，经治疗症状缓解。目前医嘱可进流食，但病人情绪紧张，怕进食再引起出血，拒绝饮食。

请分析该病人的心理状况，并说明如何提供针对性的心理照护。

提示：(1) 根据案例判断该病人属于哪一类照护人群，出现了哪些情绪问题？(2) 导致病人不良情绪的原因是什么？应该如何进行心理照护？

课题三
急危重症病人的心理照护

能力目标

- 能知晓急诊病人、传染病病人、ICU 病人、癌症病人、临终病人的临床特点。
- 能判别急诊病人、传染病病人、ICU 病人、癌症病人、临终病人的心理特点。
- 能对急诊病人、传染病病人、ICU 病人、癌症病人、临终病人实施正确的心理照护。

急危重症处置措施包括院前急救、医院急诊处置和危重症监护。急危重症病人的特征是发病过程中呈多系统序贯发生的功能异常。急危重症病人照护涉及多学科的内容，其中心理照护既具有独立性，又与生理照护具有协作性。有效的心理照护对挽救病人生命、提高抢救成功率、促进病人康复、减少伤残率、提高生命质量有重要的促进作用。

一、急诊病人的心理照护

1. 常见急诊疾病临床特点

急诊是由医务人员对各种急性病症病人给予紧急的、及时的医学检查、诊断、鉴别、治疗和挽救生命措施的医疗过程，包括新发或突发医疗问题的急诊评估和初始治疗，危重症病人的紧急评估和处置，创伤病人的非手术处置等。

（1）随机性大

急诊对应的急性病症具有起病急、随时可能发生、病情发展迅速、病人情况可预知性差的特点，如交通事故、急性中毒、脑血管意外等。

（2）病情危急

病人发病急，病情凶险，病人及家属求医心切，需要短时间内快速解除病人的危险和痛苦。

（3）病种复杂

病人涉及多系统学科，包括内科、外科、妇科、儿科、神经科、皮肤科等普通急诊病人、危重症病人和生命体征不稳定的急救病人。

2. 心理特点

（1）焦虑、恐惧

急诊病人大多起病急、病情重或病情发展迅速。病人突然面临生命威胁或躯体致残，心理处于高度应激状态，由于对疾病的性质、治疗及转归不确定而出现焦虑、恐惧、紧张不安。

（2）抑郁、绝望

瞬间的天灾人祸或恶性事故使人的自我应对出现异常，如突发心梗、突遭车祸、脑血管意外等，病人因过度恐惧导致心理失衡，易出现悲哀、无助、绝望、抑郁等消极情绪。

（3）依赖、顺从

因为渴望得到最佳和最及时的抢救，以及对自我管理的信心不足，病人会意志力减弱，依赖感增强，独立性下降，甚至出现行为退化，以期获得更多关注。

（4）冲动、易怒

由于起病急或病情发展快，病人情绪焦虑，表现为自我行为控制能力减弱，易冲动，易怒，无视就诊秩序，一味想要优先诊治，易与医护人员或其他病人发生冲突。

（5）惊慌、失措

由于注意力局限或思维判断受阻，一些病人表现出不知所措，无法详细陈述病情及个人资料，导致医护人员诊疗出现困难。

3. 心理照护措施

（1）反应迅速

对急诊病人，医护人员要迅速接纳处理，果断回答问题，使病人信任医护人员，从而使病人获得安全感。

（2）耐心细致

由于病人主要的心理活动是对疾病及自身的未知而导致的焦虑、恐惧，因此和蔼的态度，冷静、耐心、专业的语言表达可以平复病人焦虑、恐惧的心情。

（3）鼓励支持

对有依赖心理的病人，要热情周到，并给予积极的支持，尽量避免消极暗示，使病人身心放松，促进疾病向良性方向发展。

二、传染病病人的心理照护

案例

范某，女，18岁，大一新生，自觉身体状况良好，无基础疾病史。新生入学体检时，胸透示肺结核可疑，后经肺结核定点医院确诊为肺结核，需入院隔离治疗。自入院以来，范某一直情绪低落，夜间经常哭泣，甚至拒绝服药。经医护人员耐心劝导并与学校联系，学校派人给予疏导，范某情绪逐渐平静，开始配合治疗。

讨论

分析范某出现情绪问题的原因。

1. 常见传染病临床特点

传染病是指由病原微生物或寄生虫感染人体后引起的有传染性、在一定条件下可造成流行的疾病。病人可以直接或间接将疾病传播给他人，因此病人患病后既要忍受疾病的痛苦，又要承受成为他人安全威胁的心理压力。

（1）临床基本特征

1）有特异性病原体，包括病原微生物、寄生虫等。

2）有传染性，可通过某种途径感染他人。

3）具有流行性、季节性、地方性、输入性等流行病学特征。

4）感染后可再感染或重复感染，或产生特异性免疫。

（2）临床特点

1）病程发展阶段

传染病的发生、发展、转归通常经历以下四个阶段。

①潜伏期：病原体入侵到开始出现临床症状的时期。

②前驱期：起病至症状明显开始的时期，其临床表现通常具有非特异性，如头痛、发热、疲倦、食欲下降、肌肉酸痛等。

③症状明显期：一些疾病会出现特征性表现，如皮疹等。

④恢复期：症状体征基本消失，食欲体力等逐渐恢复，但病原体还未完全消除。有的病人进入恢复期后，病原体再度繁殖，初发症状再度出现或症状再次加重。

2）常见症状体征

①发热：如伤寒多见的稽留热、败血症多见的弛张热、疟疾多见的间歇热等。

②皮疹：如斑丘疹、出血疹、疱疹等。

③毒血症：如乏力、骨骼疼痛等，严重者可出现意识障碍、中毒性脑病、呼吸衰竭、休克等。

④单核—吞噬细胞系统反应：如肝、脾、淋巴结肿大。

2. 心理特点

（1）焦虑、恐惧

病人由于起病急，没有思想准备就被突然隔离，容易产生焦虑、恐慌情绪。

（2）敏感、多疑

病人担心受歧视，特别关注周围人对待自己的态度，敏感多疑，尤其是揣度医护人员谈话的含义。一些病人不敢说出自己的疾病，担心别人歧视或厌恶，因此采用回避方式。

（3）自卑、孤独

隔离措施限制了病人的交往、信息、娱乐等社会生活需要，使病人感到自己成为“另类”，自我价值感降低，感到人群对自己疏远，因而产生自卑心理，感到孤独、被遗弃，容易自暴自弃。

（4）怨恨、易怒

病人怨恨自己由于疏忽染上疾病，怨恨别人把疾病传染给自己。一些病人因此迁怒他人，易被激怒或产生报复心理。个别病人会试图把疾病再传给别人。

（5）悲观、失望

慢性病人常常因恢复缓慢对未来失去信心，从而悲观失望。艾滋病等预后不良的病人可能完全失去生活的勇气，自我放弃、自我封闭，甚至轻生。

案例分析

（1）范某日常身体状况良好，在未有思想准备的情况下被诊断患有传染病，需要隔离治疗，因此产生焦虑、恐慌情绪。

（2）传染病治疗中的隔离措施限制了她进入大学生活。她担心学籍不保、学业跟不上，以后会被同学嫌弃，好像瞬间被世界抛弃，因而产生自卑心理，感到孤独、被遗弃。

3. 心理照护措施

（1）科学宣传疾病知识

向病人和家属科学地宣传疾病的知识，尤其是传染病的传播知识、预防措施、治疗方法、注意事项等，强调及时隔离治疗的重要性，理解隔离的意义，纠正错误认知，帮助病人识别自身的不良情绪，消除焦虑、恐惧心理，使病人能遵守治疗规定，积极配合治疗。

（2）经常沟通接触

病人被隔离后，人际交往减少，医护人员要经常与病人沟通，以减轻病人孤独、与世隔绝的内心体验，消除病人的消极情绪。要积极取得病人家属及周围人的支持，协助病人经常与外界沟通，使病人感受到来自外界的温暖，增强治疗的信心。

（3）鼓励倾诉交流

对治疗期较长、有悲观情绪的病人，要充分理解病人的痛苦，尊重、关心病人，鼓励病人倾诉，耐心聆听，疏导病人的负面情绪。

三、ICU 病人的心理照护

ICU（重症监护病房）是危及生命的急性疾病或创伤病人在医院接受重症医学相关医疗和照护的场所。

1. ICU 病人的临床特点

（1）病人群体

1）重症休克、败血症及中毒患者。

2）器官移植前后需监护以及加强治疗的病人。

3）心肺复苏后的病人。

4）脏器功能衰竭或多脏器衰竭的病人。

5）严重创伤、大型手术后必须对生命指标进行持续严密监测和支持的病人。

6）其他经强化治疗和护理后，度过危险期，有望恢复的各类危重症病人。

（2）疾病特点

1）涉及多学科。

2）病情变化快。

3）可能有基础疾病。

4）一个或数个重要脏器或系统功能障碍。

5）不及时干预会造成残疾或死亡。

2. 心理特点

（1）焦虑

ICU 病人整日看到密集的监护与治疗设备，听见各种嘈杂的声音，还有昼夜不息的灯光、医护人员忙碌的身影，甚至目睹病友的离世，这些都极易使病人产生焦虑。各种监护设备使病人无法活动，有被束缚感，心情压抑。

（2）恐惧

ICU 病人面临严重生命威胁，机体处于较高水平的应激状态，再加上特殊而陌生的治疗环境，家属的探视受到一定限制，由此产生恐惧感。

（3）不安

ICU 病房的各种监测和治疗操作中，病人的一些隐私部位可能被暴露，病人会感到不安。

（4）悲观

疾病的重症表现一再出现，病人经历数次的濒死，容易产生悲观绝望的负面情绪，而这种情绪极易导致病情进一步恶化。

（5）依赖

ICU 病房中有各种先进设备，医护人员随时陪伴左右，给病人带来安全感。一些病人在撤离 ICU 病房时，由于缺少足够的心理准备或已产生心理依赖，担心离开后危险再度降临而不愿意离开。

3. 心理照护措施

（1）富有同理心

病人及家属由于病人病情突然，缺乏必要的心理准备，焦虑烦躁，甚至会有过激行为，医护人员要富有同理心，避免矛盾激化。

（2）给予鼓励安慰

对有悲观情绪的病人，要主动关心、安慰和鼓励。对意识清醒的病人，要多沟通交流，增强病人对医护人员的信任感，随时听取病人的主诉，给予病人鼓励。对病情严重、极度衰弱或使用呼吸机等生命支持系统，无法用语言交流的病人，应善于从面部表情、体态、眼神、手势等肢体语言来了解病人的需要，以便及时实施照护，减轻病人痛苦，增强其战胜疾病的信心。

（3）给予安全感

医护人员要忙而不乱、动作敏捷、语气坚定，增加病人及家属的安全感；注意保护性医疗，避免透露无法抢救的信息，以消除或减轻病人的心理压力；耐心倾听病人诉求，采用礼貌性、解释性、安慰性语言与病人沟通，告知基本病情，为病人讲解治疗的必要性，做好答疑解惑，提高病人安全感；控制外界环境因素对病人的负面干扰，为病人营造良好的治疗环境。

（4）维护自尊

注意保护病人的隐私，使病人人格得到尊重，避免病人因紧张、不安、难堪而影响监测和治疗结果。

（5）获得家属支持

告知病人家属心理因素对治疗的重要性，让病人在家属探视过程中感受到家人的关爱，增强病人治疗的信心。

四、癌症病人的心理照护

案例

曾某，男，42岁，某广告公司营销总监，日常饮食不规律，有饮酒史，发病前自觉身体状况良好，无基础疾病史。半年前出现肝区持续性胀痛，并时常出现乏力、恶心呕吐，日渐消瘦。曾某就医后，被确诊为肝癌，建议立即手术治疗。曾某认为诊断有误，开始去多家医院求医，家人劝他抓紧治疗，均被拒绝，有时还大发脾气。

讨论

分析曾某出现的情绪问题及原因。

1. 癌症病人的临床特点

癌症是当前严重威胁人类健康和生命的一类多发疾病，已成为最常见的死亡原因之一。心理社会因素与癌症的发生和发展密切相关，而不良的心理反应和应对方式对癌症病人的预后也有很大影响。

（1）病因

多数癌症病因复杂，目前尚未完全了解。世界卫生组织将癌症划分为一种生活方式疾病。癌症的主要病因，一是与外部环境中的物理、化学、生物致病因素有关，如病毒、药物、慢性感染等；二是与内因有关，如遗传、营养和内分泌失调、细胞免疫缺陷、长期应激反应等。其他如社会、经济、职业、生活习惯、个人情绪等因素也与癌症的发生息息相关。忧郁、悲哀、失望、焦虑等不良情绪可以降低和抑制机体的免疫能力，使癌细胞增生。惯于克制、谨小慎微、忧虑重重、情感压抑的人更易患癌症。

（2）临床表现

癌症的临床表现取决于病变部位和病变性质。病人早期大多无症状，即使有症状也无特征性，待出现特征性症状时，往往已属于晚期。临床表现的严重程度及病人的痛苦感受是影响病人心理状态的重要原因。

1）局部表现

癌症病人身体局部可能出现疼痛、肿块、溃疡、出血、空腔脏器梗阻、淋巴或骨等部位转移症状。

2）全身表现

早期可无明显全身性症状，后期常见贫血、低热、消瘦、乏力，甚至出现恶病质。

2. 心理特点

（1）否认

很多病人不相信自己会得癌症，使用否认的心理防御机制来缓解内心的焦虑不安。他们怀疑诊断错误而四处求证或极力否认，拒绝接受现实。一些病人则在得知患癌症后惊呆甚至晕厥。

（2）恐惧

当多次验证诊断结果后，病人产生恐惧感，对疾病痛苦、预后不良、死亡威胁等表现为惊慌失措、哭泣、情绪激动、烦躁不安、焦虑恐惧。

（3）掩饰

由于社会角色需要，病人不愿将自身的焦虑、忧郁、痛苦和不幸展示给他人，不愿他人给予同情、怜悯，因此极力表现镇定，积极配合治疗，尽管内心极度忧郁、烦恼。

（4）自卑

由于治疗伴随的不良反应，癌症根治术对器官的切除，严重影响病人的自信和自尊，一些病人由此产生自卑抑郁情绪而不愿与人交往。

（5）绝望

由于治疗效果不明显或病情继续恶化，病人会感到极度悲哀沮丧，仿佛坠入深渊，或认为自己对家庭和社会无法承担相应责任，前途渺茫，悲观失望，对疾病治疗不抱希望，或感到万念俱灰，甚至有轻生的想法。

案例分析

（1）曾某自觉身体状况良好，在未有思想准备的情况下被诊断患癌症，因不相信自己会得癌症，内心焦虑不安，产生否认的心理防御机制，怀疑诊断错误而四处求证，拒绝接受现实。

（2）当多次求医验证诊断结果后，曾某变得烦躁不安、焦虑恐惧、情绪激动，以发脾气来宣泄情绪。

3. 心理照护措施

心理照护可以帮助病人减轻痛苦，认同和适应身心变化，积极配合治疗，以促进机体免疫功能的恢复，提高生命质量。

（1）强化生存意识

向病人科学宣传癌症的相关知识，使病人意识到癌症虽然是比较严重的疾病，但早发现、早诊断，并积极治疗就有治愈希望。对处于否认期的病人，要允许其在一定时期内采用否认的机制进行心理调适。

（2）给予心理支持

照护者要主动与病人及家属交流，鼓励病人参与相关组织，通过病友和志愿者的帮助，来克服抑郁绝望的心理，培养病人的乐观心态，积极面对现实，增强生活信念。

（3）帮助自我放松

帮助病人学习一些自我放松的方法，如冥想、催眠等，调动机体抵抗力，促进疾病转归。

五、临终病人的心理照护

1. 临终病人临床特点

临终又称濒死，一般由于疾病末期或意外事故造成人体主要器官的生理功能衰竭，生命活动走向终点，死亡即将发生。临终病人处于生命终末期，虽经积极治疗仍生存希望渺茫。这一阶段，病人无论是突然死亡，还是长期受病痛折磨，其生存质量都极低。

（1）病人群体

癌症、心脑血管疾病、尿毒症、艾滋病等疾病的终末期病人。

（2）生理反应

1）肌肉张力消失。

2）胃肠道蠕动逐渐减弱。

3）呼吸系统功能减退。

4）循环系统功能减退。

5）感知觉减弱，意识改变。

6）疼痛难忍。

7）各种反射逐渐消失。

2. 心理特点

由于疾病的折磨、对生的留恋和对死亡的恐惧，临终病人呈现复杂的心理活动，一般会经历以下发展阶段。

（1）否认

许多病人接受不了即将到来的离世，或怀疑诊断出了差错，或否认疾病会带来的严重后果，总期待有奇迹出现。有的病人否认恶化的事实，与周围人谈论病愈后的设想或表现满不在乎的态度，以掩饰内心痛苦。这一阶段的病人固执，缺乏自我决断的能力。

（2）愤怒

病人在内心证实病情的严重和预后的不可逆以后，可能会怨天尤人，表现出愤怒、怨恨、嫉妒、烦躁，可能会通过过激行为发泄情绪。

（3）抑郁

病人接受现实，内心感到无望，躯体日渐衰弱，开始意识到生命的最后时刻即将来临，情绪低落、抑郁、悲哀、绝望。疾病带来的痛苦折磨，频繁但无效的治疗，不断地摧毁病人的意志，有些病人会发生轻生行为。

（4）平静

病人对死亡已有准备，选择平静接受，能有条理地交代后事。

3. 心理照护措施

对临终病人的主要照护措施应强调安宁疗护。安宁疗护是指为临终病人提供缓解性及支持性照顾，是生理、心理和社会的全方面支持，使临终病人生命得到尊重，症状得到缓解，心理得到安慰，生命最后时刻的质量得到提高。安宁疗护包括家庭护理、缓解症状、控制疼痛、减轻心理负担和消除消极情绪。安宁疗护的目的不在于延长生命时间，而在于提高生命质量，维护尊严。照护者在帮助病人解决机体痛苦的同时，要理解病人的心理需要并给予支持，指导临终病人正确认识生命的价值及社会意义，使病人能够无痛苦、安宁、舒适地走完人生的最后旅程，同时给予家属心理支持，减轻悲痛心情，正视失去亲人的痛苦。

（1）坦诚相待

向病人及时提供疾病相关信息，不隐瞒病情，但尽量采取逐步告知的方法，帮助病人逐步适应和面对现实。

（2）谅解宽容

多陪伴并倾听病人的感受，理解病人的痛苦，允许病人通过发怒、抱怨、哭泣宣泄情绪，帮助病人度过愤怒期。

（3）关爱宽慰

除提供生理上解除痛苦、缓解症状的方法外，要多安慰病人，多与病人沟通，缓解病人对死亡的恐惧。

（4）尊重支持

病人多处于平静嗜睡状态。照护者要安慰病人家属不要情绪激动。病人虽处于暂时休息，但听觉没有丧失，不要在病人旁边讨论病情，也不要耳语。

思考与练习

1. 简述急诊病人的临床特点。

2. 简述传染病的临床基本特征及传染病病人的心理特点。

3. 简述 ICU 病人的临床特点。

4. 简述癌症病人的心理照护措施。

5. 简述临终病人的心理照护措施。

6. 案例：施某，男，43 岁，有 15 年的高血压病史。一天夜晚，他突然感到头痛和右侧肢体无力，后被诊断为脑血管意外。经初步治疗，施某生命体征及病情稳定，但右侧肢体瘫痪。施某情绪低落，担心自己以后无法重返工作岗位，觉得自己的生活毫无意义。

请分析施某出现情绪问题的原因，说说应如何向施某提供心理照护。

提示：根据案例判断施某属于哪一类照护人群，出现了哪些情绪问题，导致不良情绪的原因，给予施某相应的心理照护。

模块三

手术病人与康复病人的心理照护

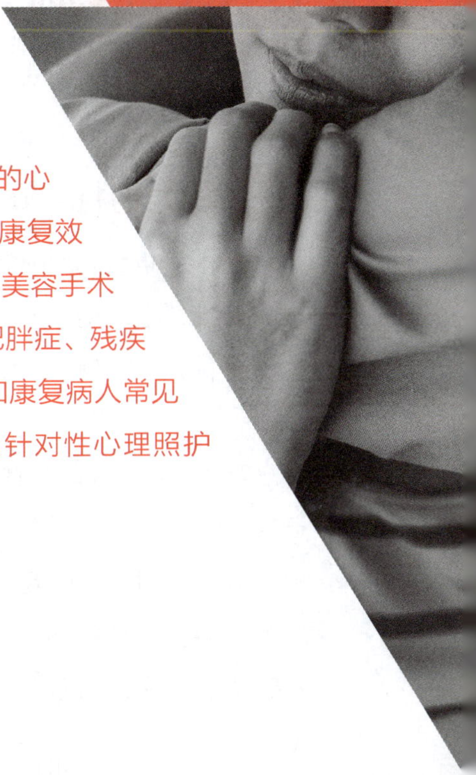

手术病人与康复病人极易产生各种复杂严重的心理反应，这些心理反应会影响病人的手术效果和康复效果。本模块以妇科手术、器官移植手术、整形美容手术等常见手术病人和患有帕金森、脑卒中、肥胖症、残疾等常见康复病人为例，分析了手术病人和康复病人常见心理问题的原因、心理变化，并提出针对性心理照护措施。

课题一
手术病人常见心理问题的照护

能力目标

- 能分析引起术前焦虑、术后持续疼痛、术后抑郁的原因。
- 能辨别术前焦虑、术后持续疼痛、术后抑郁的心理变化。
- 能对术前焦虑、术后持续疼痛、术后抑郁病人进行心理照护。

手术是临床上重要的诊疗措施，对于病人是一种强烈的心理应激，会导致各种复杂的心理反应。严重的消极心理反应会削弱病人对手术和麻醉的耐受力，并影响手术效果和术后康复。照护者应了解围手术期病人的心理特点，采取相应的心理照护措施，帮助病人顺利度过围手术期，促进术后康复。本课题对术前焦虑、术后持续疼痛、术后抑郁引起的原因、病人的心理变化和心理照护措施进行了重点描述。

一、术前焦虑

案例

李某，女，退休教师，患胆囊结石。病人术前不断在网上查找各种胆囊结石及手术的相关知识，反复向照护者询问手术相关问题。夜间胡思乱想，无法入睡，忧心忡忡，担心手术及预后。

讨论

分析引起李某术前焦虑的原因。

焦虑是人们感受到威胁或预期发生不良后果时产生的情绪体验。术前焦虑是手术病人在术前情境下产生的情绪体验。

1. 原因

（1）信息缺失

病人对手术、麻醉过程信息缺乏了解，担心手术、麻醉出现意外，达不到理想的治疗效果，甚至死亡，担心出血过多，担心手术后遗症影响术后生活质量，害怕术中及术后疼痛不适，等等。手术的大小、种类与焦虑程度正相关。

（2）经验误导

过去失败的手术经历，道听途说的各种有关手术的议论，过去生活中的心理创伤，病人原有的心理障碍等均可导致术前焦虑。

（3）环境不满

病人过分挑剔医护人员，不信任医护人员的技术水平，害怕医生工作马虎，不适应住院环境，以及医护人员不良的言行态度、医疗设备落后等，都会加重病人的焦虑。

（4）经济窘迫

对住院费用、手术费用及后续治疗费用的担心造成术前焦虑，在经济不发达地区，这种情况更为普遍。

（5）个体差异

病人的性别、年龄、文化程度、人格特征均与术前焦虑有关，年龄小或女性病人术前焦虑反应较为明显，文化程度高的病人因思虑多而容易发生术前焦虑，性格内向、情绪不稳定的病人易出现焦虑反应。

案例分析

李某是一名语文教师，文化程度较高，虽自行在网上查找手术的相关知识，但仍一知半解。她担心麻醉后会醒不过来，担心术后疼痛及胆囊切除后产生不良影响，因此对手术治疗表现出术前焦虑心理。

2. 心理变化

病人确定需要做手术后，易出现焦虑，对手术产生各种猜测，急于咨询了解有关手术的问题，希望能早日手术，伴有睡眠障碍、食欲下降、忧心忡忡、情绪不稳、四肢酸软等表现。病人确定手术日期后，则更为紧张，表现为坐立不安、睡不好觉、吃不下饭等，甚至手术前服用安眠药仍难以入睡。病人进入手术室后还可能由于过度紧张出现交感神经亢进症状，表现为大汗淋漓、心跳过速、血压升高等，部分病人只能暂停手术。

3. 心理照护措施

（1）疏导负面情绪

照护者要注意自己的言行，避免对病人产生负面影响，要有耐心、关心、热心、爱心，采用倾听、解释、鼓励、保证、指导等支持性心理治疗技术。病人入院后，照护者要详细介绍住院环境和医院生活作息制度，使病人产生安全感和归属感。照护者可以通过行为支持疗法，如放松训练法，疏导病人不良情绪；通过腹式呼吸法、渐进性松弛训练法等减轻病人的焦虑心理；通过暗示疗法，采用积极肯定的正面暗示语，增加病人的安全感；通过示范法，让病人学习手术成功病人如何克服术前焦虑或观看宣教片，以积极的心态应对术前焦虑。

（2）提升干预认知

手术前，要耐心听取病人及家属的要求与意见，解答病人的疑虑；增加手术透明度，用恰当的语言介绍手术治疗的必要性和安全性，以及所需费用等；介绍手术医生以往成功的经验，使病人产生信任感；介绍手术过程、麻醉方式、术中配合方法及术后注意事项；采取同伴教育，让做过同类手术的病人现身说法，使病人对手术可能出现的情况有充分的心理准备，帮助病人改变对手术的感受和认知的偏差，增强接受手术的信心。

（3）提供社会支持

家庭社会背景对病人的心理有极大的影响。家属对手术的态度、认识都可对病人造成影响。照护者可通过行为评估，与病人及家属交谈等方式了解病人获得家庭社会支持方面的信息，并进行疏导和帮助。指导家人、朋友及同事在情感、精神、经济上关心和支持病人，通过积极的暗示、鼓励、心理安慰来影响病人，创造良好的社会支持系统，增强病人治疗的信心，从而减轻术前焦虑。

二、术后持续疼痛

案例

田某，女，39 岁，企业白领，左乳癌改良根治术后 4 个月，创口愈合良好。田某术后出现左胸部及左腋窝疼痛，持续至今，需服用止痛药止痛。该病人术后整天愁眉不展，经常默默流泪。术后家人也紧张不安，极度关注疾病的发展，轮流陪伴，片刻不离。

讨论

请分析引起田某术后持续疼痛的原因。

术后持续疼痛为术后出现的、持续时间超过 3 个月的疼痛。主诉时间超过预期恢复时间，且疼痛主诉与诊断结果的严重程度不相符，常在炎症已消失、切口已愈合，并排除其他疾病后仍存在的一种疼痛。

1. 原因

（1）疼痛管理不良

术前已存在疼痛和术后急性疼痛管理不良是术后持续疼痛的重要原因。当病人既往有疼痛经历时，对疼痛更敏感，更容易发生术后持续疼痛。术后急性疼痛管理不良会导致术后持续疼痛的发生与发展。

（2）个体差异

1）心理因素

焦虑、抑郁、恐惧是术后持续疼痛的风险因素，焦虑和恐惧可导致病人强烈的无助感，抑郁的病人更关注负面事件，疼痛阈限更低。部分病人还可能因为成瘾药物的使用、亲属的关注等原因使疼痛在无意识中保持下来。

2）认知因素

病人对术后疼痛的认知水平会影响术后持续疼痛的发生和发展。术后疼痛的信息获得，对术后疼痛的预期都会影响病人对疼痛的感知和控制。

3）性别与年龄

一般情况下，年轻病人更容易发生术后持续疼痛。女性对疼痛的回忆强度比男性高，对疼痛比较敏感，术后持续疼痛发生率高于男性。

4）其他

术后持续疼痛的发生还与遗传因素、职业、身体状况、注意力等有关。

案例分析

田某是一名白领，39岁，对自身形象要求较高，乳腺癌术后自身完整性的破坏引起其焦虑抑郁心理，这是发生术后持续疼痛的重要心理风险因素，而且女性对痛觉更加敏感。术后家人的紧张及过度的关注也会使她的术后疼痛在无意识中保留下来。

2. 心理变化

术后持续疼痛会引起个体认知和情绪障碍。在认知障碍中，注意和记忆两种认知能力受疼痛影响较大。术后持续疼痛会使病人对疼痛有关的刺激有更多的注意偏向，而对任务持续性注意时间减少。术后持续疼痛会使病人记忆力下降，而对疼痛相关的词汇会更加敏感，存在记忆偏向。术后持续疼痛和抑郁、焦虑心理互为因果，相互影响。疼痛可加重病人不良情绪反应，不良情绪反应又可加重病人的疼痛，这样反复循环，会降低病人自身免疫力，不利于疾病的恢复。

3. 心理照护措施

（1）疏导负面情绪

通过病人的表情、体态等观察疼痛的情况，鼓励病人把疼痛表达出来，并表示相信和理解病人的痛苦，关注病人术后不良情绪，帮助病人克服负面情绪。

（2）提升干预认知

向病人解释疼痛发生的机制、表现形式及镇痛治疗的相关知识。帮助病人正确看待疼痛，有助于减轻病人的焦虑情绪。

（3）提供社会支持

家属是病人重要的社会情感支持来源，更了解病人的疼痛信号。长期的疼痛会改变病人的性情和社会活动方式，更需要家属的充分理解和关怀安慰。向家属做好疼痛知识的健康教育，提高其术后的照护能力，指导其协助病人术后功能锻炼，正确使用镇痛药，使用情感支持和非药物性安抚措施等。

（4）缓解疼痛不适

在照护时，动作要轻柔，减少对病人的疼痛刺激。指导病人采用非药物治疗措施，如音乐疗法、想象、松弛法、分散注意力等，减轻病人术后持续疼痛。

三、术后抑郁

抑郁是以情绪低落、兴趣缺乏等情感活动减退为主要特征的一组症状。术后抑郁是病人手术后的不良情绪体验，是手术后的一种应激障碍。

1. 原因

（1）手术信息缺失

对术后恢复过程缺乏了解，当术后出现疼痛、胃肠道不适、躯体不能自主活动等，病人会认为自己病情加重或手术不成功而加重心理负担。病人术前对手术疗效的期望值太高，术后未达到疗效会导致不良感觉。

（2）生理功能丧失或残缺

有些手术会造成器官的缺失、生理功能的丧失、体貌的改变，如截肢术、子宫切除术、眼球摘除术，术后病人心理适应不良，出现接纳和自我认同障碍。这类病人担心机体的残缺会对婚姻、家庭生活、工作学习带来影响，容易发生抑郁。

（3）经济负担加重

治疗费用给家庭带来沉重的经济负担，让病人产生负疚感，担心自己拖累家人。

（4）个体性格差异

性格外向的病人，能正确面对疾病，术后抑郁发生少；性格内向的病人，不能有效缓解手术带来的心理压力，容易发生术后抑郁。

2. 心理变化

由于每个人的个性和病情不同，抑郁程度也不相同。轻者仅有心情压抑，旁人未能觉察，或强作笑颜，极力掩饰自己的不快，但在表情上可能被人觉察出不自然。严重者表现为悲观失望，自责自罪，对生活不感兴趣，丧失信心，活动减少，不遵医嘱，不按时服药，极端者会出现自杀行为。

3. 心理照护措施

（1）疏导负面情绪

主动与病人交流，稳定情绪，掌握病人心理变化。与病人交流时态度温和，关心体贴，耐心倾听他们的需要，帮助病人树立战胜疾病的信心。术后及时告知病人手术已顺利完成，手术目的已达到，让病人安心。对手术效果不佳者，应选择合适的时机和方式，委婉告知病人，并给予心理支持。对术后出现生理功能丧失和器官残缺的病人，应同情支持病人，激发病人的正向情感，使病人勇于面对现实。

（2）提升干预认知

术前告知病人术后可能会出现的伤口疼痛，让病人做好心理准备。术后必要时使用镇痛剂缓解疼痛。让病人认识到暂时有这样或那样的不适是必然的，但不会持续很长时间。告诉病人正确的疗效评价方法，让病人感到自己正在康复之中。干预病人的非理性认知行为，转变病人错误的观念，如“这个病是治不好的”“手术没效果”等，增强病人战胜疾病的信心。

（3）加强社会支持

良好的社会支持能让病人感受到自尊与被爱，有助于减轻心理压力。如果病人被家庭和社会孤立，会产生严重的心理负担，增加抑郁发生的风险。指导家属细心照料病人，接受病人的抱怨，多给予同情、支持、鼓励、关怀及经济上的援助。

思考与练习

1. 简述引起术前焦虑的原因。

2. 简述术后持续疼痛的心理照护措施。

3. 简述术后抑郁的原因。

4. 案例：段某，男，55岁，企业主管，腹会阴联合直肠癌根治术后7天，左下腹永久性乙状结肠造口。现手术创口仍有疼痛，不敢活动。由于担心手术不成功会复发，同时因肠造口改变了排便途径，自认为丧失了正常的生理功能，且排便不受意识控制，害怕遭人嫌弃，感觉自我社会价值降低。段某情绪低落，郁郁寡欢，活动减少，失眠，被诊断为术后抑郁。

请问应如何有针对性地给予心理照护？

提示：结合本案例病人心理产生的原因及心理变化给予心理照护。

课题二
临床常见手术病人的心理照护

能力目标

- 能分析妇科手术、器官移植手术、整形美容手术病人的心理特点。
- 能对妇科手术、器官移植手术、整形美容手术病人进行术前心理照护。
- 能对妇科手术、器官移植手术、整形美容手术病人进行术后心理照护。

随着手术技术和医疗设备不断升级，接受妇科手术、器官移植手术、整形美容手术的病人越来越多，伴随着这些手术的相关心理健康问题也越来越凸显出来，良好的心理照护在围手术期显得极其重要。本课题对妇科手术、器官移植手术、整形美容手术病人的心理特点、术前心理照护、术后心理照护进行了重点描述。

一、妇科手术

案例

张某，女，45 岁，育有一子，因子宫多发性肌瘤，行腹式全子宫切除术。病人术后切口仍有疼痛，担心子宫切除引起生理、生活改变，常唉声叹气，时而沉默寡言，时而易暴易怒，激惹性增强，经常观望丈夫的言行举止，常与丈夫争吵并哭泣。

讨论

请分析张某术后的心理特点。

子宫肌瘤、子宫颈癌、子宫内膜癌、卵巢肿瘤等妇科疾病通常需要手术治疗。任何妇科手术都会对病人的心理造成影响，这些心理问题会影响病人的治疗效果，因此要在围手术期做好心理照护。

1. 心理特点

（1）焦虑、恐惧

妇科手术病人和其他手术病人一样，会害怕手术、麻醉，担心手术预后及经济上的压力。有些妇科疾病导致长时间阴道流血、流液，病人会怀疑自己患癌症。此外，疾病引起的腹痛等原因可引起病人焦虑、恐惧。病人表现为顾虑重重、焦躁不安、出汗、心悸、睡眠障碍、食欲减退等。

（2）自卑、猜疑

部分妇科手术需切除子宫、卵巢，病人会认为这些器官是女性不可缺少的部分，特别是未婚或已婚未育患者，担心切除后会失去女性特征，提前进入更年期，担心术后形象变化影响夫妻关系。病人表现为躲躲闪闪、敏感多疑、爱挑剔、易暴怒、易激惹等。

（3）抑郁

妇科癌症病人觉得疾病不能治愈，自己给自己判了“死缓”，害怕别人议论术后自身脏器及生育能力的缺失，术后疼痛及恢复的未知性等都可引起病人抑郁。病人表现为闷闷不乐、唉声叹气、意志消沉、不愿交谈，甚至对生活失去信心。

（4）羞怯

女性病人一般有较强的羞怯心理，检查及手术时需暴露隐私，尤其在男医生面前，往往表现出不好意思。

案例分析

张某认为全子宫切除后会失去女性特征，提前进入更年期，担心自我形象变化影响夫妻关系和家庭生活，从而产生抑郁、自卑、猜疑的心理。

2. 术前心理照护

（1）疏导负面情绪

照护者主动热情地与病人沟通交流，详细介绍住院环境和医院生活作息制度，使病人尽快熟悉治疗环境，适应病人角色；耐心倾听病人的烦恼和担忧，鼓励病人情绪主诉，给予安慰和疏导；对未生育需切除卵巢、子宫的病人，要帮助她们解除思想顾虑；鼓励病人自我调整，充分发泄负面情绪。

（2）提升干预认知

了解病人对疾病、手术、麻醉、治疗方面的认知，通过干预，使病人以合理的认知代替不合理的认知，解除心理障碍。对不必隐瞒病情的，应向病人详细介绍疾病的发病原因、机制、临床表现、发展过程、诊断治疗及预后，介绍手术方案、麻醉方式，以及手术后可能出现的并发症等。根据病人的心理问题，提供有针对性的认知干预，如告知病人一般妇科疾病通过手术可治愈，恶性肿瘤尽早行手术可提高病人的生存率和生活质量。告知子宫、卵巢切除手术的病人，子宫切除后会引起停经，丧失生育功能，但不会影响雌激素的分泌，不会改变女性体态，不会早衰，不会影响夫妻生活。告知一侧卵巢切除的患者，另一侧卵巢还有排卵功能，会代偿损失的功能，即便两侧卵巢切除，机体肾上腺也会分泌雌激素。

（3）提供社会支持

做好与病人家属，特别是配偶的沟通，说明家庭支持的重要性。告知病人丈夫子宫切除不会影响夫妻生活，多与妻子交流情感，表达关怀和爱意，给予病人强有力的心理支持，增强病人对手术治疗的信心。

（4）保护病人隐私

在做各项操作时，尽量避开旁人，做到最小范围的暴露，保护女性的隐私。当男医生检查时，做好家人陪伴。

3. 术后心理照护

（1）疏导负面情绪

术后态度和蔼地告知病人手术正面情况，进行安慰鼓励，让病人放心休养，消除不良心理。对手术效果不佳者或恶性肿瘤病人，应根据病人心理承受能力，选择合适的时机和方式，委婉告知病人或家属，并给予心理支持。

（2）提升认知干预

告知病人子宫切除术后会有暂时不适感，会引起绝经并丧失生育能力，但不会影响女性形态，术后 2 ~ 3 个月阴道残端愈合后即可恢复正常的性生活。如果卵巢切除后出现不同程度的功能失调，如潮热、潮红、头晕、失眠等，可通过药物治疗来缓解。麻醉药作用消失后出现疼痛反应是术后正常现象，可采取分散注意力、更换体位等措施增强病人的耐受力。

（3）提供社会支持

由于病人被病痛折磨，常将不良情绪发泄到家人身上。家人付出的辛苦又得不到病人的认可，容易对病人失去耐心。照护者应指导家属克制自己的情绪，增加对病人的关怀和陪护，多与病人沟通，帮助病人提升后期治疗的依从性。

（4）保护病人隐私

对于子宫、卵巢切除后不能生育的病人，注意对病人的信息严格保密，帮助病人减少心理压力，消除忧虑。

二、器官移植手术

器官移植是通过手术的方法将供者的活性器官移植到受者的体内，来代偿受者相应器官丧失的功能。伴随着器官移植技术的发展，器官移植病人的心理问题也越来越受到关注。

1. 心理特点

（1）术前心理特点

1）期待、失望

病人期待手术，希望能绝处逢生，但由于供体器官来源不足、配型失败，许多病人需要等待很长时间才能手术。在此过程中，希望和失望可能会交替出现，最终可能因健康状况的恶化或等待时间的延长而希望破灭。

2）焦虑、抑郁

病人因对器官移植的基本知识、术后排斥反应、移植后生命质量等缺乏客观认识，对获得捐赠器官的不确定性，长期受疾病折磨，高额的费用等都会引起病人的焦虑、抑郁。病人的个性特征、文化程度、社会支持状况等因素也会影响病人的心理状况。病人表现为睡眠障碍、烦躁、注意力不集中、心悸气促、情绪低落。

3）内疚、自责

如果供体是亲人，病人会对供体今后的健康感到担忧而拒绝亲人捐献器官，但随着供体等待无望，只能接受亲人移植，又会对供者感到自责和内疚。

（2）术后心理特点

1）焦虑、抑郁

器官移植后，病人开始几乎都有欣慰感和再生感，随着继续治疗和可能出现的并发症又会出现一系列异常心理状态。病人担心出现生理排斥反应、感染等各种并发症，手术未达到预期结果，长期使用免疫抑制剂和皮质激素引起副作用，等等。病人家属或同事认为病人不能像以前那样生活或工作，不愿病人继续工作。病人社会活动空间减小，自我社会价值降低。此外，病人治疗依从性、移植时间、心理压力应对方式、人格特征和经济状况等均会引起病人的焦虑、抑郁，表现为脾气暴躁、有压抑感、自卑、沮丧、不愿交往等。

2）排斥

病人术后初期对移植器官有强烈的异物感，会产生心理上的排斥反应，从主观上感觉机能不协调，自己身体的完整性遭到破坏，觉得新器官难以被接受。部分病人因感到依靠别人的器官生存而产生罪恶感。

3）同化

同化可分为部分心理同化和完全心理同化。部分心理同化时，病人逐渐习惯移植器官，异体印象逐渐消失，减少了对移植器官的过分关注。完全心理同化时，移植器官已被统一在自我内部意象里，除非检查或被问及，一般不会提到其存在。

2. 术前心理照护

（1）疏导负面情绪

运用沟通技巧与病人建立融洽的关系。鼓励病人主动表达自己的想法并抒发不良情绪，给予病人合理的建议和心理疏导，引导病人讲述积极愉快的事件，提高病人的自我价值感，树立治疗的信心。如供者是亲属，邀请病人与其他亲属移植成功的病人进行交流，缓解病人心理压力，减少病人对供者的内疚感，给予病人更多的健康关注，让病人及早接受器官移植手术。

（2）提升干预认知

向病人耐心讲解器官移植的风险与益处，介绍器官组织配型知识、手术基本过程、配合治疗和护理的重要性、移植器官功能恢复过程、术后常见并发症及防治等，提高病人的健康知识水平，减轻焦虑、抑郁、恐惧心理，顺利度过器官移植的等待期。

（3）提供社会支持

了解器官移植病人家庭情况及家属态度，做好家属思想工作，取得家属的支持和配合。提供社会心理支持，进行经济方面的评估，让病人及家属以积极的心理状态应对手术。

3. 术后心理照护

（1）处理术后不适

观察病人的情绪反应和心理状态，及时处理术后疼痛、活动不便引起的情绪烦躁、睡眠不佳等问题，可采用分散注意力、音乐疗法、给予镇痛剂等缓解疼痛，对活动不便者在生活及心理上给予支持协助。

（2）提升干预认知

向病人及家属讲解移植器官功能恢复情况、常规检验指标的正常值范围、免疫抑制剂及皮质激素的作用和副作用、服药依从性和规律随访对术后并发症的影响、情绪变化对机体免疫功能的影响等，使病人对器官移植手术有切合实际的心理预期。对移植器官有心理排斥的病人，让他们知道手术是最有效的方法，移植后的器官与供者的性格、情绪等无关。

（3）提供社会支持

社会支持可提高病人生活质量，增强病人治疗依从性，缓解病人心理压力。指导家属配合做好病人的护理，鼓励病人通过融入社会大家庭来肯定自身的价值，通过“移植之家”等社会与民间团体对病人进行健康教育、回访服务、解答疑问等，及时纠正病人术后自我管理不足。此外，还可建立网络交流平台，分享成功经验，鼓励病人参与社群活动。病人移植器官功能恢复 3 个月后，鼓励其进行力所能及的社会活动，帮助病人重新融入社会。了解病人的经济状况，告知医保补助政策，尽可能帮助病人寻求更多的经济支持。

三、整形美容手术

案例

何某，女，19 岁，要求行隆鼻手术。何某从小因鼻梁平坦而觉得自己的容貌不如别人，认为自己有缺陷，平时与人交流总是不自觉用手遮挡鼻部。她有强烈的美容需求和过高的期望。在等待手术的过程中坐立不安，反复询问自己的手术方案以及是否会有疤痕遗留等问题。何某对手术效果不满意，认为没有达到自己的期望而埋怨施术者。

讨论

请分析何某的心理特点。

整形美容是通过修复、再造等手术方式，恢复或改善受术者组织器官功能及形态，从而达到增加美感的目的。

1. 心理特点

（1）焦虑、恐惧

受术者对施术者不信任，担心手术会出意外，惧怕手术疼痛；术后担心伤口愈合、疼痛、感染、疤痕等；术后恢复期疗效未显现，手术部位有肿胀，担心毁容，怀疑外貌在术后仍存在缺陷；担心术后别人不理解。

（2）害羞

受术者对隐私部位的手术比较害羞。部分人担心别人知道自己进行整形美容会遭人笑话。

（3）自卑

受术者过分关注他人的评价，对自身容貌或形体不满意，厌弃自己。受术者不愿参加正常的社交活动，出门戴口罩等。

（4）失望

受术者希望一劳永逸地改变自己的容貌，抱有不切实际的想法。如术后效果欠佳或未能达到受术者术前的期望，对手术效果失望，表现为埋怨、自责、闷闷不乐、易怒、责备他人等。

案例分析

（1）何某从小对自己容貌不满意，认为自己貌不如人，面对他人会不自觉遮挡鼻部，有自卑心理。

（2）何某术前坐立不安、反复询问手术相关事项表现出焦虑心理。

（3）何某对术后效果不满意，认为没达到术前期望而产生失望心理。

2. 术前心理照护

（1）疏导负面情绪

照护者应举止端庄、言语亲切，了解受术者家庭背景、社会环境、就诊想法和手术期望，再针对受术者的动机、性格、心理特点进行沟通和疏导，对受术者容貌和形体上的缺陷给予同情和安慰，取得其信任和配合。

（2）提升认知干预

引导受术者树立正确的审美观念，正确认识整形美容，避免不切实际的想法。向受术者耐心介绍手术的可行性和科学性，可以达到的效果，医生的技术力量和成功经验，手术方式及不同术式的优缺点、手术前后的注意事项等，提升受术者对手术的认知。

（3）保护病人隐私

与受术者进行一对一沟通，告知受术者会严格保密，手术部位照相是为了手术前后对比，不会在未征得受术者同意的情况下用于宣传。

3. 术后心理照护

（1）给予健康教育

告知受术者手术本身是一种创伤，术后会有疼痛或水肿情况。每个人对疼痛的耐受力不同，一般手术部位的水肿会在术后 2 ~ 4 周消退，有些肿胀半年以上才能消退。预期手术效果要等水肿完全消退后才能显现。另外，因为习惯性视觉思维，原来的形象改变在心理上有一个适应过程。

（2）降低心理期望

对术后效果期望过高者，将其术前照片与术后形象进行对比，让受术者明白局部形象已得到改善，赞美术后容貌，增强其信心。帮助受术者客观地评价和对待手术效果，不会因过高的期望未实现而产生不良心理。

思考与练习

1. 简述妇科手术病人的心理特点。

2. 简述器官移植术后病人的心理特点。

3. 简述整形美容手术病人的心理照护措施。

4. 案例：章某，男，35 岁，同种异体肾移植术前 3 天，器官供者为章某的哥哥。章某担心肾移植后会出现排斥反应及感染，并由于依靠别人的器官生存而产生罪恶感，对哥哥充满内疚，担心哥哥日后的健康。

请分析该病人的心理特点，并说明如何给予心理照护。

提示：根据案例提供的原因判断病人的心理特点，并给予相应的心理照护。

课题三
康复病人常见病症的心理照护

能力目标

- 能分析康复病人疼痛、压疮、睡眠障碍、言语吞咽障碍、排泄障碍的原因。
- 能辨识康复病人疼痛、压疮、睡眠障碍、言语吞咽障碍、排泄障碍的心理特点。
- 能对康复病人的疼痛、压疮、睡眠障碍、言语吞咽障碍、排泄障碍进行心理照护。

康复病人不仅受到原有疾病的折磨，在康复过程中，还会产生疼痛、压疮、睡眠障碍、言语吞咽障碍、排泄障碍等病症。这些常见病症需要照护者在日常照护中给予心理照护。本课题以康复病人的疼痛、压疮、睡眠障碍、言语吞咽障碍、排泄障碍为例，分析其病因和心理特点，并提出针对性的心理照护措施。

一、疼痛

案例

郑某，女，46岁，自由职业者，两年前无明显诱因出现颈肩部疼痛，颈部功能活动受限，伴右上肢麻痛，经针灸、推拿等治疗后症状好转。两年来，郑某病情经常反复，逐渐失去信心，寄希望于偏方治疗，以期能尽快痊愈。一周前，郑某颈肩部疼痛加剧，精神较差，焦虑不安。

讨论

对郑某的疼痛应采用哪些心理照护措施？

疼痛是一种常见的症状，往往伴随着损伤发生。疼痛也会是疾病的一种预兆，从这个角度来看，疼痛也可以看作是一种人体的自我保护。疼痛还会导致睡眠障碍，甚至发生疼痛性休克，危及生命。

1. 病因

（1）心理因素

疼痛不能够用生化指标进行准确测量。对疼痛的评价主要依靠语言描述、非语言表达、特别试验和情感参与等，带有明显的主观性。影响疼痛的心理因素有很多，其中最重要的因素是焦虑。此外，病人对疼痛的注意力以及其他人的暗示也是很重要的影响因素。

（2）社会因素

病人因患病等原因造成的疏离社会、收入减少和经济负担增加等而感觉苦恼、焦虑。

2. 心理特点

（1）个体差异性

1）人格特征

内向型人格对疼痛的耐受性弱，心理反应相对较强。外向型人格则刚好相反。

2）早期经验

父母对儿童受伤后的重视程度不同，会导致儿童今后对疼痛耐受性的不同。父母过于重视儿童受伤的程度，会导致儿童变得敏感，对疼痛的耐受性更弱。

3）年龄和性别

一般来说，儿童和老年人对疼痛的感受性高，成年人则比较稳定。从性别来看，男性的敏感性低于女性。

（2）心理反应差异性

一般来说，刺激不同，心理反应也不同。急性疼痛病人的心理特点主要是焦虑、紧张、恐惧。慢性疼痛病人的心理特点主要是抑郁。

3. 心理照护措施

（1）建立良好的照护关系

照护者要与病人建立信任、合作的照护关系，耐心倾听病人对疼痛的诉说，为病人提供宣泄的机会，充分理解病人的心情，积极了解病人的社会文化背景情况。

在病人充分信任、接受的基础上，向病人解释疼痛的原因及规律，帮助病人改变消极的情绪，学会自我调控，从而减缓疼痛。

（2）给予家庭支持

病人因受慢性疼痛长期折磨，会出现情绪和心理异常。来自父母、子女、同事等的关心和安慰，会使病人放松心情，缓解焦虑的情绪，有利于减轻病人的疼痛。因此，照护者要对家属进行健康教育，以此促进病人的康复。

（3）开展积极有效的心理疗法

正确的心理照护可以帮助病人缓解疼痛。常用的心理疗法主要包括以下四种。

1）自我暗示法

照护者要让病人明白疼痛是机体的自我保护，疼痛只是暂时的。通过积极的引导、暗示，可以增强病人战胜疼痛的决心和信心。

2）松弛止痛法

指导病人通过深呼吸、冥想等方法缓解或消除紧张感，让肌肉松弛下来，降低疼痛的反应。

3）转移止痛法

指导病人通过听音乐、读书、交谈等方式将注意力分散到疼痛以外的地方，以减轻或消除疼痛感。

4）认知行为疗法

通过改变病人不正确的认知来消除不良的情绪和行为。

案例分析

患有疼痛的病人常伴有烦躁、焦虑等心理障碍。郑某因受慢性疼痛长期折磨，出现明显的情绪和心理异常。照护者可采用认知行为疗法，向郑某解释疼痛的原因及规律，帮助其正视疾病，减轻烦躁和焦虑，重新树立治疗的信心，积极参与康复训练。照护者要及时对郑某的家属进行健康教育，指导家属关心和安慰郑某，使郑某放松心情，缓解焦虑的情绪。

二、压疮

案例

孔某，男，70岁，独居。五年前因脑中风瘫痪在床，由儿女轮流照顾。因儿女都忙于工作，仅能保证孔某的一日三餐。孔某入院时严重营养不良，蛋白质缺乏，臀裂处有压疮，并伴有疼痛、失眠和大小便失禁。病人情绪低落，表现出焦虑、压抑。

讨论

对孔某的压疮问题应采用怎样的心理照护措施？

压疮又叫褥疮，是由于长期卧床或者坐姿固定不变，骨突起部分压迫皮肤，引起局部皮肤血液循环障碍而引起局部不同程度的皮肤及皮下组织缺血性损伤。

1. 病因

（1）环境因素

1）力学

压疮一般是摩擦力、垂直压力等多种力联合作用所致。

2）温度

当软组织被压迫时，受压位置的温度升高，组织代谢对氧气的需求快速增加，容易导致组织缺血坏死。

3）湿度

皮肤的湿度过大会减弱皮肤角质层的保护作用，导致皮肤组织浸润以及皮肤软化等问题，造成皮肤局部水肿，使得皮肤上皮组织更加脆弱。在潮湿的环境下发生压疮的危险性会明显增加。

（2）机体因素

1）心理

病人的应激状态会导致压疮。负面的情绪会导致病人情绪低落，使免疫系统受到抑制，从而导致伤口延迟愈合。

2）营养

如果病人康复期间不能得到充足的营养，会造成蛋白质或皮下脂肪减少，进而导致肌肉萎缩。在病人卧床期间，受压迫部位因为缺少脂肪或者肌肉的保护，容易引起压疮。

3）年龄

相对于年轻人，年龄大的人更容易发生压疮。

2. 心理特点

（1）绝望感

因病人长期卧床，病人家属会表现出厌倦、悲观、懈怠的情绪，这会加重病人的心理负担而产生绝望感，甚至会导致病人拒绝治疗。

（2）不安全感、孤独感

康复病人活动大多受到限制，而且压疮常常发生在病人的隐私部位，照护时经常要暴露隐私，会导致病人产生不良的情绪变化，出现不安全感和孤独感。

（3）负罪感、自卑感

病人会认为自己是家庭的负担，从而出现负罪感、自卑感。

3. 心理照护措施

（1）帮助改善居住环境

舒适的居住环境会给病人带来好的心情，有利于病人的康复。要尽量将居室布置得温馨、舒适，促使病人产生乐观向上的情绪。

（2）创造良好的人文环境

照护者对待病人要热情亲切，在照护中要保护病人的隐私，充分尊重病人，使病人感受到来自照护者的人文关怀，使他们心情舒畅，积极配合治疗。

（3）进行心理暗示治疗

正面的、积极的言语暗示能够提高病人战胜疾病的信心，促进康复。对于病人的病情等问题尽量不要在病人面前讨论，更不要在背后议论，以免不良的心理暗示使病人情绪低落，对病人的康复造成影响。

（4）给予家庭支持

照护者要向家人介绍压疮出现的原因及预防措施，引导家人共同参与康复计划，促进病人的康复。

案例分析

长期卧床的病人常伴有抑郁、焦虑等心理障碍。照护者对待病人要主动、热情、关心、体贴，主动了解病人的生活习惯，对病人做出的行为要表示理解，对病人的不配合要包容。向病人及家属介绍压疮的危害、形成原因和预防措施，帮助病人树立信心，以自然、轻松、愉悦的心情接受治疗护理。

三、睡眠障碍

睡眠障碍是指睡眠量和质的异常或在睡眠时发生某些临床症状，如睡眠减少、睡眠过多、梦行症等。最常见的睡眠障碍是失眠。

1. 病因

（1）外在因素

康复病人大多要到康复医院等场所进行长时间的康复治疗，部分病人会因为居住环境的改变而失眠，但这种现象经过一段时间的适应后会有所改善。一些治疗高血压或慢性精神病、抑郁症、哮喘的药物也会导致失眠，但一般停药一段时间后副作用就会消失。

（2）内在因素

1）精神

精神因素主要包括紧张、激动、兴奋、恐惧、焦虑等。

2）躯体

躯体因素主要包括各种疼痛、呼吸不畅、持续咳嗽、鼻塞、身体瘙痒、频繁排便、腹部不适、心慌等。

3）疾病

失眠常常是一些疾病的早期症状表现，如脑动脉硬化、慢性中毒等疾病。

2. 心理特点

（1）焦虑、抑郁

病人失眠时常常伴随焦虑、抑郁的情绪。他们在认为自己存在失眠症状时，会强迫自己去关注、证实自己失眠症状的存在，如果得到证实，病人会更加焦虑、紧张，从而导致更严重的睡眠障碍，形成了恶性循环。

（2）恐惧

病人因失眠长期得不到有效缓解，对睡眠产生了恐惧，会对自己的睡眠进行自我暗示，若不能达到预期，就会加剧恐惧，继而进一步加剧失眠症状。

3. 心理照护措施

（1）消除负面情绪

消除病人的负面情绪经常用到松弛疗法、进行性肌肉松弛法、兴奋调控法等。

（2）培养良好睡眠习惯

照护者可以帮助病人养成规律的作息习惯，白天不要贪睡，进行适度活动，晚上睡觉前不喝浓茶或咖啡，避免过度兴奋，使病人处于安静的状态以促进睡眠。

（3）营造适宜睡眠环境

照护者要为病人营造舒适的睡眠环境，干净、整洁的床铺，适宜的温度、湿度，清新的空气等都有助于睡眠。

四、言语障碍和吞咽障碍

言语障碍是大脑病变导致的语言交流障碍综合征，是对口语、文字、手势应用或理解的各种异常。吞咽障碍是指食物（或液体）从口、咽、食管到胃的推进过程受到阻碍。

1. 病因

（1）言语障碍的病因

1）脑部病变，主要包括脑梗死、脑部外伤、脑部肿瘤、炎症等。

2）神经生物学因素，主要是由于遗传或皮质造成的损害。

3）心理因素，有的病人在情绪激动、高度紧张时也会发生言语障碍。

（2）吞咽障碍的病因

1）脑血管系统疾病。

2）口咽部疾病，如咽炎、咽部肿瘤等。

3）食管疾病，如食管癌、食管瘢痕性狭窄、贲门失弛症等。

4）神经肌肉病，如重症肌无力、多发性肌炎等。

5）精神性疾病，如癔症等。

2. 心理特点

（1）言语障碍病人的心理特点

1）焦躁、抑郁

突然的言语障碍导致病人不能及时适应角色改变，会导致焦躁、抑郁情绪的产生。

2）孤独

病人因缺乏关爱，自己的想法和要求不能通过语言与别人交流而产生孤独感。

3）失望、拒绝

部分病人因为治疗见效慢、效果不理想，治疗信心受到打击，有的还会认为生活失去意义，拒绝继续药物治疗。

（2）吞咽障碍病人的心理特点

1）烦躁、抑郁

吞咽障碍常见于脑卒中病人，病人最基本的生理需求受到抑制，易出现烦躁、易怒和抑郁情绪。

2）恐惧

病人因正常进食困难，对进食产生恐惧感，甚至出现拒食等情况。

3）悲观、厌世

吞咽功能障碍最直观的表现是进食困难或不能进食，部分病人还可能出现其他方面的障碍，病人容易出现悲观情绪，有些病人甚至会出现厌世情绪。

3. 心理照护措施

（1）建立良好的护患关系

照护者要通过热情友善的态度、高度的责任心去赢得病人的信任。照护者要注意病人肢体动作和面部表情，及时发现并满足病人的合理需求。

（2）给予家庭支持

家属是病人最大的依靠。照护者要引导家属参与康复计划，这有利于病人保持良好的心理状态，增强康复的信心。

（3）制订康复计划

照护者要从病人的实际情况出发，根据病人习惯、文化水平、性格等制订切实可行的康复计划，在病人的训练过程中要积极指导和鼓励病人。

（4）培养自我表达

对于言语障碍的病人应指导病人建立表达自己需求和愿望的信号，如眼神、面部表情、手足动作等。

五、排泄障碍

排泄障碍包括排尿障碍和排便障碍。排尿障碍包括尿潴留、尿失禁、尿频、尿急等。排便障碍包括大便失禁和便秘。

1. 病因

（1）疾病因素

机械性梗阻、动力性梗阻等可导致尿潴留。昏迷、截瘫，膀胱括约肌损伤、功能不全，以及支配括约肌的神经损伤等均可导致尿失禁。瘫痪、胃肠道疾病等可导致大便失禁。中枢神经系统功能障碍可导致便秘。

（2）药物因素

不合理使用药物或药物的不良反应可引起便秘，如滥用缓泻剂、栓剂、灌肠剂会导致便秘。

（3）心理因素

情绪紧张会导致排泄障碍，出现大小便失禁。

（4）生活习惯因素

饮食结构不合理、饮水量不足、排便习惯不良、排便时间或活动受限易导致便秘。

2. 心理特点

（1）紧张、恐惧

病人会因为过度估计病情的严重性、不适应异常变化、担心成为家庭的负担等出现紧张、恐惧的不良情绪。

（2）烦躁、敏感

排泄障碍会对病人的日常生活、人际交往等产生很大的影响，别人异样的眼光会使病人变得敏感，久而久之就会导致烦躁情绪的产生。

（3）抑郁、焦虑

在长期的治疗过程中，病人饱受排泄障碍带来的种种不便和痛苦，常常担忧康复的效果和未来的生活，容易陷入抑郁、焦虑的不良情绪状态之中。尤其是青年病人，怕别人鄙视自己，担心家庭、工作、婚姻等因此受到影响。

（4）悲观、孤独

病情的反复、家人的厌倦、社会的歧视，以及医院的特定环境都会导致病人产生悲观、孤独的情绪，甚至产生轻生的念头。

3. 心理照护措施

（1）建立良好的照护关系

照护者要及时对病人的情况进行了解，努力成为病人信任的知心朋友，耐心倾听他们的苦恼，对他们的遭遇表示理解与同情，努力帮助病人解决困难，引导病人树立自信心。

（2）提供支持性心理干预

鼓励病人之间相互交流，以促进共同康复；营造温馨的康复环境，让病人住得舒适；开展健康宣教，让病人了解疾病，以便更好地配合康复治疗。

（3）给予家庭支持

照护者要引导家属参与康复计划，家属要表达对病人的关心和爱护，让病人感受到来自家庭的温暖和支持，增强病人康复的信心。

思考与练习

1. 简述针对康复病人疼痛进行心理照护的措施。

2. 简述康复病人排泄障碍的原因。

3. 简述康复病人言语吞咽障碍的心理特点。

4. 案例：孙某，女，62 岁，4 个月前因脑动脉瘤入院，经及时抢救治疗后出院。出院后，孙某出现注意力集中困难，易疲劳，对以往喜好的事物渐渐失去兴趣。1 个月前，孙某出现入睡困难，需 2 ~ 3 小时方可入睡，易醒，多噩梦，每天只能睡 3 ~ 5 小时，日间感到疲乏，精力不足，自感记忆力下降，注意力不能集中，并伴有头晕等。

请分析孙某出现睡眠障碍的原因，并提出心理照护的措施。

提示：根据案例分析病人出现睡眠障碍的原因并给予相应的心理照护。

课题四
常见疾病康复治疗中的心理照护

能力目标

- 能分析帕金森病、脑卒中、肥胖症病人的病因。
- 能辨识帕金森病、脑卒中、肥胖症病人的心理特点。
- 能对帕金森病、脑卒中、肥胖症病人开展心理照护。

帕金森病、脑卒中、肥胖症等是康复病人的常见疾病，这些疾病需要进行长期的治疗和康复，非常容易导致康复病人负面情绪的产生。照护者在日常照护中对这些病人应给予必要的心理照护。本课题以康复病人中的帕金森病、脑卒中、肥胖症等常见疾病为例，分析这些疾病的病因和心理特点，并提出有针对性的心理照护措施。

一、帕金森病

案例

钱某，男，71 岁，年轻时在酒店做管理工作，性格开朗，喜欢交友，爱读书。钱某 60 岁时患帕金森病，近 5 年病情逐年恶化，理解能力、运动能力严重下降，需长时间有人陪伴在身边，家庭经济压力较大。钱某自我价值感低，情绪消极，抑郁症状明显。

讨论

对钱某应如何进行心理照护？

帕金森病是一种常见的神经系统变性疾病，在中老年人中发病率较高。

1. 病因

(1) 遗传因素

有 5% ~ 10% 的病人有常染色体显性或隐性遗传家族史。

(2) 环境因素

经常接触有毒物质，如百草枯、除草剂等会增加患帕金森病的风险。

(3) 年龄因素

帕金森病多出现于中老年人中。

2. 心理特点

(1) 抑郁

抑郁是帕金森病人的常见心理，当病人得知自己所患疾病后或者因帕金森病导致功能受限与不适时，容易产生抑郁。

(2) 脆弱、自控力差

帕金森病人的心理承受能力一般较差，容易因琐事引起强烈的情绪波动。帕金森病人的自我控制能力也较差，主要表现为组织纪律性差、目标指向性欠缺。

(3) 幻觉、妄想

少数帕金森病人会出现幻觉、妄想等精神病症状。

3. 心理照护措施

(1) 建立良好的护患关系

照护者要营造关怀、温暖、真诚的氛围，取得病人的信任，这样有利于病人正确地进行自我评价。照护者要倾听病人的苦恼和痛苦，有目的地与病人交谈，帮助病人客观地分析问题。

(2) 营造舒适的康复环境

照护者要根据病人的具体情况，开展适宜的娱乐活动，要努力分散病人对疾病的注意力，减轻病人的焦虑、抑郁等不良情绪。照护者要营造优美、舒适的康复环境，帮助病人改善心理状态。

(3) 给予家庭和社会支持

家庭和社会的关心支持，对病人的康复至关重要。在康复计划实施过程中，照护者要引导病人亲属、朋友和同事对病人精神和生活给予大力支持，积极为病人创造良好的交流机会，增强病人的信心。

案例分析

钱某作为帕金森病人，因理解能力、概括能力、表达能力、观察能力等减退，以及运动速度缓慢、综合技能减退、视觉分析能力下降，容易导致抑郁等心理问题。照护者要倾听钱某的苦恼和抱怨，营造舒适的康复环境，通过多种方式分散钱某的注意力，减轻焦虑情绪，同时还要争取家庭的支持，以期达到更好的康复效果。

二、脑卒中

案例

吴某，男，64 岁，退休工人。一天早上，吴某突然出现言语不利及肢体无力症状，无头痛、恶心、呕吐、肢体抽搐、大小便失禁症状。下午吴某病情进行性加重，不能交流、行走、站立，意识不清。吴某入院后，诊断为脑梗死，经抢救及治疗后，病人意识转清，扶助下可站立。经综合康复治疗，病人情况进一步好转，但不能自主行走，有饮水呛咳症状。近期病人睡眠欠佳，情绪低沉，整日一言不发，愁眉苦脸，目光呆滞，对周围事物反应淡漠、心不在焉。

讨论

对吴某出现的心理问题应如何进行心理照护？

脑卒中是一种表现为偏瘫的肢体功能损害和脑部循环功能障碍，主要由血管痉挛、闭塞、破裂等脑动脉系统病变引起。

1. 病因

（1）疾病因素

产生脑卒中的主要因素有脑部血管的血栓脱落导致动脉栓塞，脑血管出血或破裂，颈内动脉或椎动脉狭窄或闭塞，动脉内膜增生和肥厚等。颈椎病骨质增生或颅底陷入压迫椎动脉，也可造成椎动脉缺血。高血压、糖尿病、高血脂等基础疾病也会增加脑卒中的发病风险。

（2）不良生活方式

吸烟、过量饮酒、缺乏运动、不健康的饮食等都会增加脑卒中的发病风险。

2. 心理特点

（1）抑郁、失落

抑郁、失落是脑卒中病人的常见心理，主要表现为情绪低沉，症状轻者仅心情不佳、心烦意乱、苦恼，症状严重者表现为悲观绝望、心情沉重。病人还可能出现睡眠障碍、食欲减退、体重减轻等症状。

（2）焦虑、恐慌

病人因担心自己的病情，会出现焦虑、恐慌等不良情绪，表现为睡眠不佳、坐立不安、愁眉苦脸等。

3. 心理照护措施

（1）建立良好的护患关系

照护者对病人的抱怨和苦恼要耐心倾听，并表示同情和理解，做病人的知心朋友，建立起良好的护患关系。

（2）纠正错误认知

照护者要纠正病人和家属的错误认知，指导病人和家属遵医嘱并开展康复训练。

（3）支持性心理干预

照护者要从言语和行动上支持和鼓励病人，让病人勇于面对疾病。

（4）给予家庭支持

对于康复不佳的病人，照护者要及时引导家属安慰病人，消除病人的悲观、失望等不良情绪，帮助病人建立信心。同时，要注重满足病人的生理需要，为病人的康复营造舒适的环境。

案例分析

吴某作为脑梗死后遗症病人，存在抑郁、失落、焦虑、恐慌。照护者首先要与吴某建立良好的护患关系，耐心倾听吴某的苦恼和抱怨。其次，为吴某及其家属进行康复指导，使他们了解脑梗死的发病原因、康复治疗计划等，从言语和行动上给予吴某支持和鼓励，让吴某看到康复的希望。最后，要注重家庭的支持，指导家属用积极乐观的心情去感染病人，营造关心、爱护、尊重、接纳病人的温馨氛围。

三、肥胖症

肥胖症是一种呈能量过剩状态的代谢性疾病，主要因摄入的能量超过正常需要而导致过量脂肪储存于体内。

1. 病因

（1）心理因素

1）心理应激

各种类型的心理应激都可以引起一些人过多地进食。

2）人格因素

肥胖症病人大多有神经质性格，存在体像障碍，认为自己不丰满，进食又快又多。

（2）社会因素

由于生活水平的不断提高，吃得过于精致、甜食摄入量超标、缺乏运动等都易导致肥胖症的发生。

2. 心理特点

（1）幻想

对减肥的认知错误导致有些肥胖症病人总是幻想迅速减去体重，短时间内强制自己大量运动并大幅度减少进食，但由于不能长时间坚持，导致所有的努力都前功尽弃。

（2）焦虑、抑郁

有些肥胖症病人因为体格过于庞大，活动受限，社交也由此减少，可能出现无法适应社会的情况。他们会因此焦虑，甚至抑郁。此外，病程越长的病人产生焦虑、抑郁的可能性越大，心理负担也越重，尤其是当肥胖对他们的生理功能产生一定的影响时，焦虑、抑郁会随之而来，甚至会导致轻生。

3. 心理照护措施

（1）建立正确的认知

照护者首先要让肥胖者对自己的体重有一个正确的认识，纠正他们不切实际的想法和目标，让肥胖者主动改变自己的期望值，促使他们寻求更切合实际的目标，同时引导肥胖者正确看待他人对自己体重的看法。

（2）指导病人进行应激处理

照护者要教会病人识别和应对应激，减压是治疗中最有效的应急处理方法。运动、思考、全身心放松、膈肌呼吸等都是常用的应激处理手段。

（3）开展行为治疗

促使不良的生活习惯发生改变是行为治疗的主要目的，引导肥胖者通过制定健康的饮食方案，形成合理的运动习惯，进而达到降低体重的目的。行为治疗的方法主要包括自我检测、刺激控制、厌恶疗法等。行为干预只有持久地进行下去，才能达到长期保持较低体重的目的。

（4）给予家庭支持

照护者要帮助病人重新建立社会关系网络，指导病人家属和周围人群支持病人减肥，并共同监督病人的减肥效果。

思考与练习

1. 简述脑卒中病人的心理特点及心理照护措施。

2. 简述肥胖症病人的心理照护措施。

3. 案例：金某，男，74 岁，5 年前被诊断为帕金森病，表现为步伐变小变慢，转身困难，右手静止性震颤，无法独立穿衣，夹菜动作出现迟缓，站立时有明显的头晕症状，并有逐渐加重趋势。金某服药后，能够独自穿衣，肢体不自主抖动情况有好转，但动作迟缓，仍然存在头晕情况，精神一般，情绪低落，夜间睡眠差。金某及家属比较焦虑，十分担心疾病不能治愈。金某配偶已去世多年，独居，现由子女轮流照顾。

请分析并提出如何为金某提供心理照护？

提示：根据金某的家庭实际情况及抑郁情绪给予相应的心理照护。

课题五 残疾人的心理照护

能力目标

- 能分析残疾后的心理变化、影响因素及常见的心理问题。
- 能辨识残疾儿童的心理特点和影响因素。
- 能对残疾人进行心理照护。
- 能对脊髓损伤、截肢、烧伤病人进行心理照护。

残疾改变了人的生理特征，使人的工作、生活、肢体等也发生了变化。由于残疾的发生往往是突然的，残疾人难以立即适应，由此会导致复杂而多样的心理问题，需要照护者在日常照护中给予必要的心理照护。本课题对残疾人的心理问题、影响因素和照护措施进行介绍，并以脊髓损伤、截肢、烧伤为例介绍了相关心理照护措施。

一、残疾人的心理问题

1. 残疾后的心理变化

（1）心理休克

多数病人因为伤残事发突然，无法及时应对，会出现表情淡漠的情况，表现为惊呆或出乎意料的镇静，也可能无动于衷，有的病人会出现思维混乱的情况。

（2）否认

面对自己身体的残疾，大多数病人会产生悲观、恐惧的心理。面对残酷的现实，他们可能会丧失康复的信心，甚至是绝望。一般认为，否认是一种自我保护反应。

(3)愤怒

有些病人会认为自身的残疾对自己不公平，会对身边的人发脾气。他们会毁坏物品，严重的会自残，甚至自杀。

(4)抑郁

病人多存在抑郁的情况，主要表现为闷闷不乐、寡言少语、贬低自己等，严重者甚至会出现自杀行为。

(5)自卑、自责

残疾人由于一时无法适应自身社会角色和生理功能的变化，会产生自卑的心理。由于生活不能自理，他们会认为自己成为家庭的累赘从而自责、敏感、多疑，失去对生活的热情。

(6)退化

随着年龄的增长，人的发展是循序渐进地进行质与量的转变而逐步走向成熟，当遇到挫折时，也会放弃已经成熟的适应技巧或方式，使用原先幼稚的方式去应对困难，这就是退化。成人主要表现为以自我为中心、要求多、不配合治疗，以及嗜睡等。

(7)适应

大部分残疾人经过一段时间的适应，会慢慢平复悲伤的心情，重新对自我进行评价，充分挖掘自身的潜力，不断增强自己的自信心，接受残疾的现实，积极主动地配合治疗。

2. 残疾后心理状况的影响因素

(1)生物因素

生物因素主要包括残疾时的年龄，以及病程的长短等方面。

(2)心理因素

心理因素主要包括病人的个性、人生观和价值观等。积极乐观的病人一般会坦然接受现实，而心理脆弱的病人则会悲观，不能接受现实。

(3)社会因素

社会因素主要包括社会、工作单位、家庭对残疾人的态度，以及社会支持系统和社会保障系统的支持和保障程度。

3. 残疾人常见心理问题

(1)认知障碍

认知障碍的主要表现包括否认、认同延迟、失能评价。否认就是拒绝面对残疾现实，期望以此逃避痛苦并获得安慰。认同延迟就是将康复过程中的困难、痛苦看作是对自己的惩罚，并因此不配合康复治疗。躯体发生残疾后，一般会伴随着某些功能的丧失，会导致失能评价。

（2）情绪障碍

情绪障碍主要包括焦虑、抑郁、愤怒等。残疾人往往都存在担忧、不安、紧张、恐惧等焦虑情绪，也存在不同程度的抑郁情况。

（3）行为障碍

残疾人往往因为不能接受身体残缺而出现心理问题，而心理问题会导致行为障碍，严重阻碍残疾人的康复进程。

（4）人格障碍

不同个体对疾病的认识程度及态度不同，都会对康复产生很大的影响。当一个人身体出现残疾时，他们的人格也往往会偏离正常的轨道，产生不正确的认识，出现不良的情绪，从而影响康复的进程。

4. 心理照护措施

（1）帮助树立康复信心

照护者应针对残疾者的具体情况，采取相应的照护措施，对于他们的行为给予更多的理解，耐心倾听他们的苦恼，积极引导并消除他们的不良情绪，鼓励他们参加康复训练，纠正错误认知，激发康复的积极性，帮助他们树立康复的信心。

（2）消除负面情绪

抑郁是大多数残疾人病残后存在的一种情绪反应。对于那些长时间抑郁、悲观的病人，照护者要及时开展心理辅导。

（3）给予家庭支持

大多数残疾人病残后，认为自己给家庭带来了沉重的负担，会变得敏感、多疑。照护者要引导家属接受现实，争取家属对病人康复的协作。

（4）开展心理治疗

常用的心理治疗方法主要有支持心理疗法、认知疗法、行为疗法、生物反馈疗法、人本主义疗法、集体心理治疗等。

二、残疾儿童的心理照护

案例

祝某，女，4岁，发育异常，全身松软，运动障碍。祝某可以跪坐，但盘腿坐及蛙式坐稳定性差，牵手迈步笨拙，不能独立行走，手指分离运动稍差，动作缓慢，握笔姿势异常，紧张时张口、手握拳，日常交流流畅性欠佳，音量小，部分发音不清，经诊断为脑瘫、抽动障碍、儿童期情绪障碍。

讨论

针对祝某的问题应采用怎样的心理照护措施？

1. 心理特点

（1）心理障碍

1）孤僻

孤僻的主要表现为孤寡怪癖，不合群，不喜欢与他人交往，且对他人怀有戒备心理，对任何事情都漠不关心。

2）自卑

残疾儿童随着年龄的增长，当他们看到同龄的儿童跑跳时，会产生自卑感。

3）任性

多数残疾儿童因为父母的溺爱，慢慢形成了以自我为中心，以及任性的心理状态。

4）过激

过激行为可能是残疾儿童表达内心的一种方式，或是他们以往创伤经历的一种延续。

（2）认知障碍

1）智力障碍

残疾儿童同时伴有智力障碍的占70%。残疾儿童智力障碍与他们的生活环境和受教育的机会有密切的关系。

2）执行功能障碍

与正常的儿童相比，脑瘫儿童在抽象能力和概念的形成方面存在发育障碍，这种障碍不但存在数量上的差异，更主要的是质量上的不同。这些差异主要是因为生活经验不同造成的。

3）知觉障碍

不同程度的残疾对知觉和认知都会有影响，最主要的影响因素是生活经验，尤其是那些不能坐、站、走的儿童。

2. 心理影响因素

（1）年龄因素

年幼的残疾儿童在受惊后容易出现心理问题。年龄大一些的儿童可能会因残疾与父母、同伴、老师发生矛盾而出现心理问题。

（2）人格因素

多愁善感、情绪不稳定的残疾儿童会对刺激做出强烈的反应，一旦他们的愿望没有实现，就容易产生愤怒、敌对、抑郁、羞愧等情绪。

（3）家庭因素

儿童的身心健康很大程度上受家庭因素的影响，良好的家庭环境有利于家庭成员塑造正常的心理行为。残疾儿童更需要家庭的关心和爱护。

（4）社会因素

残疾儿童无法与正常儿童一起顺利成长、升学，容易产生被社会遗弃的孤立感，会对自己的未来感到强烈的不安。社会上对残疾儿童的过分关注也会加重残疾儿童的心理负担和内心矛盾。学校的学习生活，以及人际关系也会影响残疾儿童的身心健康发展。

3. 心理照护措施

（1）培养自我意识

照护者在照护过程中要坚持爱护与要求相结合，尽量使残疾儿童与正常儿童一样，受到同样规则的制约，不断培养残疾儿童的自信、自律、自强意识，对于他们的无理要求和行为要批评、拒绝，让他们能够正视自己的残疾，正确地认识自己。

（2）建立良好的亲子关系

照护者要帮助残疾儿童的家长勇敢面对孩子残疾的现实，随时准备应对残疾儿童在日常生活、学习、人际关系以及将来成长过程中遇到的各种事件。照护者要注意残疾儿童家长的心理反应和情绪变化，适时进行心理疏导，帮助残疾儿童家长建立良好的亲子关系。

（3）适时运用游戏疗法

1）个人游戏

照护者要针对残疾儿童不同的发育水平设计一些与他们的能力相匹配的游戏，要通过循序渐进的诱导激发他们对游戏的兴趣，提高残疾儿童参与游戏的积极性。

2）集体游戏

集体游戏可以让残疾儿童体验同伴间的感情，培养他们的规则意识、集体意识、团队意识。

案例分析

祝某是患有脑瘫的残疾儿童，对于残疾儿童的心理照护：第一，要培养祝某的自我意识观念；第二，可以通过游戏增加祝某的安全感，通过音乐治疗稳定祝某的情绪；第三，要增强父母与祝某的互动，让祝某感受到来自家庭的关心和爱护。

三、常见致残疾病的心理照护

案例

刘某，25 岁，公司职员。两个月前，刘某从 4 楼坠下，紧急就医后，显示椎体爆裂性骨折，术后意识清醒。目前病情平稳，但双下肢功能障碍，不能行走。病人情绪低落，少言寡语，不愿外出，对外界事物反应迟钝，常无故发怒，并迁怒于他人，参与康复治疗的积极性不高。

讨论

针对刘某的问题应采用哪些心理照护措施？

1. 脊髓损伤

脊髓损伤一般会导致非常严重的残疾发生。脊髓损伤的病人大多是青壮年男性，他们因为正常的生活一瞬间发生巨大的变化，通常有着巨大的心理反应，并存在严重的心理问题。

（1）心理特点

1）心理休克

心理休克是脊髓损伤病人因不能接受现实而采取的一种感情上的休克，常常发生在病人得知自己的病情严重或不能治愈时，主要表现为反应迟钝、感情淡漠、不知所措等。

2）否认

否认是一种心理防御机制，主要表现为抗拒承认脊髓损伤的现实，不愿接触与疾病有关的任何事物，以此来逃避现实和内心的痛苦。

3）抑郁

抑郁主要出现在病人对自身残疾情况有了一定了解、心理防线瓦解以后。因为看不到治愈的希望，病人会出现情绪低落、忧伤、绝望等情绪反应，甚至会发生自杀行为。

4）退化

退化主要表现为对家人的依赖，不想自己照顾自己，希望得到他人的照顾，对任何事情都没有兴趣，不配合开展康复训练。

（2）心理照护措施

1）建立心理康复系统

大多数病人存在严重的心理障碍，主要表现包括极度的压抑、抑郁、烦躁等，因此建立心理康复系统十分必要。

2）开展支持性心理疗法

病人往往会出现严重的心理和情绪障碍，这些不良情绪和心理会影响病人的正常生活。照护者要采取支持性心理疗法，对病人的问题要及时做出正面、积极的回应，帮助病人恢复信心，形成健康的心理状态。

3）帮助病人正确认识自我

对于多数病人来说，脊髓损伤造成的性功能障碍以及生育功能障碍，可能会导致家庭破裂和其他严重的心理问题。照护者要帮助病人正确看待这些问题。这也是改善病人情绪，促进主动康复，提高生活质量的重要措施。

4）给予家庭支持

病人在治疗过程中，家属、朋友、同事要及时给予关心和安慰，这有利于增强病人的自信心，促进病人的治疗和康复。照护者应妥善地协调各种关系，争取家庭和社会的支持，促进病人的治疗和康复。

案例分析

对于脊髓损伤的病人，照护者要帮助其建立信心，早日回归社会。首先照护者要与刘某建立良好的护患关系，让其能够敞开心扉，最大限度地表达自己。其次，要帮助刘某振作精神，增强康复信心，积极参与康复训练。再次，要帮助刘某认识到自身存在的问题，建立理性心态。最后，还要积极争取家庭的支持。

2. 截肢

大多数截肢病人都会回归社会，但是社会往往对他们的残疾外观有偏见和歧视，这些偏见和歧视会导致截肢病人有意隐藏自己残缺的肢体或假肢，回避健康的人群和社会活动。

（1）心理特点

1）否认

否认主要表现为病人不能接受残疾的现实，甚至会认为已经缺失的肢体仍存在于自己的身体上。

2）抑郁

病人常常伴随着明显的抑郁情绪，对自己以前喜欢的事情缺乏兴趣，情绪明显低落，认为人生失去意义，对如何面对以后的生活缺乏信心。

3）自卑

病人因截肢而发生形体改变，导致病人产生不安、紧张等情绪反应，加之来自社会的歧视，他人异样的眼光，生活和工作的压力等，会使截肢病人变得自卑。

（2）心理照护措施

1）引导病人接受并适应现状

现实生活中的偏见与歧视，使截肢病人的心理状态不同于健康人。照护者要理解病人的不良情绪和行为，引导病人积极适应肢体残缺的自我。

2）给予家庭支持

病人需要来自家庭的关心和支持，照护者要引导病人家属给予病人鼓励和支持，共同为病人创造一个舒适的康复环境，使病人早日回归家庭。

3. 烧伤

烧伤泛指始于皮肤、由表及里的因各种热力、光源、化学腐蚀剂等因素造成的损伤。严重的烧伤可导致明显的外观改变、关节挛缩、活动障碍等。

（1）心理特点

1）心理休克

病人常常会不自主地回忆起烧伤时的情景，因无法接受现实而出现意识范围受限、逃避现实等状态。

2）悲观和抑郁

病人因为烧伤导致部分身体功能受限，日常生活受到影响。烧伤的治疗和康复给家庭带来巨大的经济负担，更加重了病人的悲观和抑郁。

3）自卑

烧伤后的瘢痕使病人的容貌和形体发生了很大的变化，这些变化往往会引来他人异样的眼光，这会导致病人失去生活的信心，不敢面对他人，产生自卑感，甚至会发生自杀行为。

（2）心理照护措施

1）建立良好的护患关系

照护者要赢得病人的信任，及时了解病人的详细情况，注意观察病人的情绪变化，及时消除病人紧张、恐惧等不良情绪，耐心倾听病人的痛苦与苦恼，并表示理解与同情，及时与病人沟通病情及康复计划，提升病人的自信心，促使病人积极配合治疗。

2）给予家庭和社会支持

家庭和社会支持主要包括病人家属、朋友、同事等对病人的关怀和问候。照护者要指导家属、朋友、同事关心烧伤病人，使病人感受到来自家庭和社会的关爱，有效预防和降低不良事件的发生。

3）开展心理疗法

对烧伤病人常用的心理疗法包括：支持性心理疗法、认知行为疗法和放松疗法。此外，照护者要密切关注烧伤病人的心理状况，及时实施心理治疗。

思考与练习

1. 简述残疾人的心理问题。

2. 简述影响残疾儿童的心理因素。

3. 简述脊髓损伤病人的心理特点。

4. 简述烧伤病人的心理照护措施。

5. 案例：赵某，女，42 岁。2 个月前，她因车祸不幸失去了一条腿，整天闷闷不乐，害怕与人接触，有时甚至不吃不喝，觉得自己是个废人，给家人带来了巨大的麻烦，认为人生失去了意义，甚至想自杀。

请分析应该如何为赵某提供心理照护。

提示：根据赵某的心理特点给予相应的心理照护。

模块四

孕产妇的心理照护

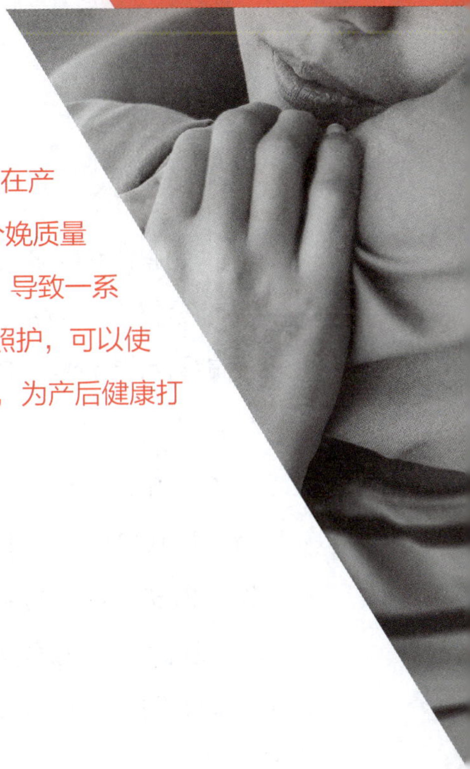

妊娠与分娩属于自然生理过程，大部分孕产妇在产前会存在不同程度的焦虑、紧张等情绪，不仅对分娩质量产生影响，也会给孕产妇造成极大的心理应激，导致一系列生理及心理反应。因此，做好孕产妇心理照护，可以使孕产妇以最佳的心理状态接受妊娠和分娩，为产后健康打下良好的基础。

课题一 妊娠期的心理照护

能力目标

- 能知晓妊娠的概念及分期。
- 能分析妊娠早期、中期、晚期妇女的心理变化。
- 能对妊娠早期、中期、晚期妇女进行心理照护。

妊娠是胚胎和胎儿在母体内发育成长的过程。卵子受精是妊娠的开始，胎儿及其附属物从母体内排出是妊娠的终止。若以末次月经的第 1 天开始计算，妊娠全程约 280 天，即 40 周（一个妊娠月为 4 周）。临床上将其分为三个时期：妊娠 12 周末以前称为妊娠早期，13 周至 27 周末称为妊娠中期，28 周及以后称为妊娠晚期。本课题主要介绍妊娠期妇女不同阶段的生理特点、心理变化以及相应的心理照护措施。

一、妊娠早期的心理照护

案例

向某，30 岁，已育有一女，4 岁。现妊娠 4 周，经常恶心、呕吐，身体乏力，对周围事物异常敏感，特别是谈到胎儿性别时有许多顾虑。

讨论

请根据向某的心理状况分析可采取哪些心理照护措施？

妊娠早期是受精卵向胚胎、胎儿分化的重要时期，孕妇应尽量避免各种不良因素，如烟酒环境、有害化学物质等。在妊娠早期，孕妇会出现早期妊娠反应，同时也会因为一个新生命的到来感到惊喜，随后又会担心胎儿发育而感到焦虑不安。部分女性还因计划外妊娠出现矛盾心理。

1. 生理特点

（1）停经

停经是妊娠最早的提示，平时月经规律、有正常性生活的育龄妇女一旦月经过期 10 日以上，或平时月经周期不规则而超过 2 个月未行经的，均应首先考虑妊娠。

（2）早孕反应

大约半数的孕妇在妊娠早期会出现恶心、呕吐、头晕、乏力、嗜睡、喜食酸性食物或偏食等现象，一般发生在停经 6 周左右，至 12 周左右自行消失。

（3）尿频

妊娠早期妇女子宫增大，挤压膀胱引起尿频。妊娠 12 周左右，子宫增大超出盆腔后，尿频症状自然消失。

（4）乳房变化

在孕激素和雌激素的作用下，从怀孕第 2 个月起，孕妇的乳房会逐渐膨胀增大，乳头和乳晕的颜色加深，乳晕上出现许多散开的深褐色小突起。孕妇感觉乳房发胀、疼痛，偶有麻刺感。

（5）子宫变化

子宫体随着妊娠的发展而逐渐增大，最初受内分泌激素的影响，以后则因宫腔内的压力增加而增大。妊娠早期，子宫呈球形或椭圆形且不对称。

（6）便秘

孕妇的肠蠕动减弱，易出现便秘。

2. 心理变化

（1）情绪波动大

妊娠后，孕妇体内的激素水平会发生急速变化，从而影响大脑中调节情绪的神经传递素变化，使孕妇情绪波动明显，过敏和过度反应时有发生，经常会从高兴状态迅速转为消极状态。生理上的形象改变及身体不适，如孕吐、头晕、尿频、便秘等也会使孕妇的情绪变得不佳。

（2）依赖性增强

有的孕妇在丈夫、家人和朋友的过度呵护下养成了依赖心理，感情变得较为脆弱，对丈夫的依赖感特别明显，甚至希望所有家人能时时以她为中心。

（3）自我反省

怀孕后的妇女经常反省自己与母亲的关系。这种心理较为复杂，通常伴有内疚和矛盾心理。通过反省自己，孕妇们会形成自己特有的母性光辉感。

（4）自我关注

在妊娠早期，孕妇虽然知道自己已怀孕，但怀孕现象并不明显。对于别人的经验之谈，孕妇会选择性地接受，注意力逐渐从外部趋向自身内部。

3. 心理照护措施

妊娠早期是胎儿发育的开始，除为孕妇提供足够的营养外，还需对其心理进行干预，使孕妇拥有愉快的心情和稳定的情绪，为中、晚期妊娠打下良好的心理基础。

（1）安抚不良情绪

针对妊娠早期孕妇情绪波动，照护者需要用柔和的语气说明妊娠是一种正常的生理现象，帮助孕妇从心理上接受妊娠期形体、饮食、情绪、生活习惯的变化，保持平和的心情和积极的态度，克服早孕反应。同时，应鼓励孕妇表达自己的情绪，多与家人和朋友交流，了解一些孕期小常识，调整自己的情绪，从心理上接受妊娠。

（2）指导家庭支持

照护者要指导孕妇丈夫和其他亲属适当关心和照顾孕妇，多沟通、常陪伴，不要让孕妇受到过多的不良刺激，不要出现可能引起孕妇猜疑的言行，避免孕妇长时间闲适在家出现过多的思虑和担心，避免孕妇生闷气和发怒。

（3）给予支持性心理干预

妊娠早期反应会导致孕妇压力倍增，可指导孕妇每天听 30 分钟轻松愉快的音乐，或者做一些有益的活动，尽量减轻妊娠早期的心理压力。

案例分析

针对向某，可采取的心理照护措施包括：

（1）安抚不良情绪：照护者要用柔和的语气告诉向某，孕妇的心理活动会波及胎儿，要保持平和的心情和积极的态度，同时也可克服早孕反应。

（2）指导家庭支持：指导向某的丈夫和亲属多关心和照顾向某，多沟通、常陪伴，特别是不要过多谈及胎儿性别，以免让向某受到不良刺激。

（3）给予支持性心理干预：建议向某多与家人做一些有益的活动，每天听 30 分钟轻松愉快的音乐，放松心情，释放压力。

二、妊娠中期的心理照护

妊娠中期的孕妇妊娠反应逐渐减轻，胃口也逐步变好。一般来说，正常妊娠 16 ~ 20 周孕妇可感到胎动，并随妊娠进展而逐渐加强。初次胎动的早晚个体差异很大，会让孕妇亲身感受到生命正在腹中孕育。

1. 生理特点

（1）乳房变化

随着孕周的不断增加，孕妇的乳房进一步增大，乳头变挺，乳晕颜色明显，有明显刺痛感。妊娠 20 周后，孕妇的乳腺管迅速增长，乳腺泡进一步发育。在外力挤压下，孕妇的乳房可分泌出液体。

（2）产生妊娠纹

孕妇的子宫会逐渐膨大。当腹部快速膨胀，肌肤超过伸张限度时会产生妊娠纹。妊娠纹是呈紫色或粉红色的条纹，一般出现在下腹部、大腿、臀部或胸部，分娩后 2 ~ 3 个月会逐渐淡化成银白色。

（3）出现水肿

在整个孕期中，孕妇的体液会增加 6 ~ 8 升，其中 4 ~ 6 升为细胞外液，它们会造成水肿。脚掌、脚踝、小腿处常出现水肿，用手指重压时会出现局部凹陷。水肿情况越接近生产日越严重。

（4）发生抽筋

胎儿骨骼发育需要大量的钙，母亲钙不足或血钙浓度不平衡，就会抽筋。

（5）腰酸背痛

随着孕期的进展，孕妇的腹部逐渐向前凸出。为保持身体平衡，孕妇身体的重心必须向后仰，脊柱过度前凸造成背部肌肉持续紧张疲劳，引起腰酸背痛。

（6）子宫变化

妊娠 12 周后，增大的子宫渐呈均匀对称并超出盆腔。

2. 心理变化

（1）情绪波动减少

进入妊娠中期，孕妇的情绪会趋于稳定。随着一直困扰孕妇的呕吐、疲惫等早孕反应逐步减轻或消失，孕妇的身体也随之好转，食欲开始增加，情绪逐渐好转。

（2）依赖感加重

孕妇因体形显露而不愿活动，特别是在家中凡事都由家人包办，以为这样会对胎儿有利，实则易引起心理上的压抑和孤独，反而对胎儿生长不利。

（3）萌发对胎儿的情绪反应

有了第一次胎动后，孕妇开始警觉胎儿早期的颤动，高兴地谈论胎动的感觉，想象胎儿的形态，并且逐渐感到胎儿的个性特点，对胎儿有了情绪反应。

（4）恐惧感增加

虽然距离分娩时间尚早，但孕妇开始担忧分娩中的各种问题。孕妇的恐惧感通常是莫名其妙的，且极易形象化。

（5）淡漠心理凸显

孕妇越来越关注自身内部，只关心体内胎儿的情况，对其他事情漠不关心。

3. 心理照护措施

胎动出现后，孕妇真实感受到胎儿的存在，开始怜爱胎儿，希望得到家庭及社会支持。照护时以稳定孕妇情绪，使其保持心情舒畅、精神愉快为主。

（1）培养兴趣

在妊娠中期，孕妇开始对胎儿的生长发育过程感兴趣。照护时，适时提供分娩及育儿常识。

（2）加强母子交流

母子间的接触是一种精神的、心理的情绪反应，可以通过抚摩及对话与胎儿沟通。照护中，让孕妇一边听音乐，一边做放松练习，使孕妇和胎儿处于安定的状态。

（3）转移注意力

妊娠中期要经历四个月，可以鼓励孕妇做一些用力平缓的家务，也可正常上班，增强肌肉力量，有利于日后分娩和保持健康的心理状态。

三、妊娠晚期的心理照护

案例

李某，25 岁，妊娠 32 周，近来偶尔小腿抽筋，便秘加重，失眠多梦，情绪低落，担心分娩出现意外，但产检一切正常。

讨论

请根据李某的心理状况，分析可采取哪些心理照护措施?

妊娠晚期的孕妇大腹便便，身体越来越沉重，行动不如以前灵活，不适感也越来越强烈。

1. 生理特点

（1）乳房变化

在妊娠后期，尤其是接近分娩期时，挤压乳房会有数滴黄色液体溢出，称为初乳。

（2）腰背疼痛

随着子宫增大及胎儿头部开始进入骨盆，孕妇的腰背疼痛更加明显。

（3）失眠

胎儿踢孕妇的肚子以及排尿次数增加等原因会令孕妇睡觉不舒服，导致失眠。

（4）子宫变化

子宫不同程度右旋，同时对刺激的敏感性增加，稍有活动子宫就会出现收缩。

（5）分泌物增加

受胎盘分泌的雌激素、孕激素影响，阴道黏渗液明显增多，子宫颈管的腺体分泌也会增多。

2. 心理变化

（1）集中心思迎接小宝宝

孕妇会集中心思为即将到来的小宝宝准备衣物用品，但总感觉没准备齐全，这是孕妇的普遍心理。在这一时期，孕妇的思维幻想成分减少，现实性增加。

（2）为人母的幸福感增强

经过与胎儿长时间的相处，孕妇非常期待与小宝宝见面，越临近产期，心中的幸福感也越强。孕妇会在不知不觉中驱走恐惧和不安的情绪，以及身体不适的烦恼。

（3）情绪波动反弹

妊娠晚期，孕妇出现活动不便、食欲下降、尿频等现象，情绪不安。孕妇面对即将分娩产生担心、恐惧和不安。

（4）希望尽快结束妊娠

生理上的诸多不适，如腹内胎儿有力踢动导致的不舒服，会使孕妇希望尽早结束妊娠。

3. 心理照护措施

孕妇要保持良好的情绪，以最佳的身心状态来迎接分娩。

（1）疏导不良情绪

对于孕妇情绪上的焦虑、紧张、烦恼，要鼓励其表达出来，指导孕妇学会自我调适，以愉快的心情迎接宝宝的到来。

（2）给予支持性心理干预

在妊娠晚期，孕妇将注意力集中在分娩上，稍有一些反应就会紧张，希望早早去医院待产。此时，应建议孕妇放松心情，安静地坐下或躺下，调整呼吸，休息一会儿，不适的感觉会很快过去。

（3）介绍分娩知识

孕妇对于自然分娩疼痛的恐惧心理，来源于自身的心理暗示，从而对分娩异常恐惧。照护者可以向孕妇介绍分娩知识，适时安抚孕妇安心等待分娩时刻的到来，帮助孕妇树立信心，轻松面对自然分娩。

案例分析

对李某可采取的心理照护措施包括：

（1）疏导不良情绪：与李某交流分析情绪低落的原因，指导其学会自我调适。

（2）介绍分娩知识：向李某介绍分娩知识，适时安抚李某安心等待分娩时刻的到来，帮助李某树立信心，轻松面对自然分娩。

思考与练习

1. 比较妊娠早期、中期、晚期孕妇生理特点的异同。

2. 简述妊娠早期、中期、晚期孕妇的心理变化。

3. 案例：魏女士，26 岁，平时例假不准，现停经 2 月余，有恶心、呕吐现象。医生综合其病史、临床表现、辅助检查，确诊魏女士为早孕。魏女士十分开心，不断向医务人员和朋友咨询孕期该注意什么，不断强调自己是一个孕妇，希望得到大家的帮助。同时，魏女士对使用计算机、手机影响胎儿发育表现出焦虑。

请分析魏女士的心理变化。

提示：魏女士处于妊娠早期，请结合妊娠早期的心理变化进行分析。

课题二
分娩期的心理照护

能力目标

- 能知晓分娩的影响因素。
- 能对不同产程的产妇进行心理照护。
- 能对异常分娩的产妇进行心理照护。

分娩是指妊娠满 28 周以后，胎儿及其附属物由母体全部娩出的过程。妊娠满 28 周至不满 37 周分娩者，称为早产；妊娠满 37 周至不满 42 周分娩者，称为足月产；妊娠满 42 周以后分娩者，称为过期产。本课题主要对影响分娩的因素、引起异常分娩的原因及产程中如何进行心理照护进行介绍。

一、影响分娩的因素

影响分娩的因素包括产力、产道、胎儿及产妇的心理状况，当这四个因素均正常并且能相互适应和协调时，胎儿可顺利经产道自然娩出。四个因素之中有任何一个因素出现问题，都会导致难产。

1. 产力

产力是指将胎儿及其附属物从子宫内逼出的力量，包括子宫收缩力（简称宫缩）、腹肌及膈肌收缩力（统称腹压），以及肛提肌收缩力。

2. 产道

产道是胎儿娩出的通道，分为骨产道和软产道两部分。骨产道是指真骨盆，其大小、形状、轴、倾斜度都与分娩关系密切。软产道是指子宫下段、宫颈、阴道和骨盆底软组织构成的弯曲管道。

3. 胎儿

胎儿的大小、胎位，以及有无胎儿畸形也是影响胎儿能否顺利通过产道的因素。

4. 产妇的心理状况

分娩对产妇是一种持久的、强烈的应激源，可使产妇产生生理上及心理上的应激。产妇的心理状况不佳会影响机体内部的平衡、适应力，造成体力消耗过多，可使宫缩变频和增强，同时还会让产妇神经内分泌发生变化，交感神经兴奋，血压升高，从而导致胎儿缺氧，出现胎儿宫内窘迫。

二、产程中心理照护

案例

王女士，30 岁，第一胎，孕 40 周。王女士因下腹部疼痛入院，通过产程监测，现处在第一产程阶段，能明显感到她的焦虑和恐惧。

讨论

作为一名照护者，你认为应该为王女士提供哪些照护措施？

分娩的全过程称为产程。从出现规律宫缩，到胎儿胎盘完全娩出的过程称为总产程。总产程可分为三个阶段：第一产程是宫颈扩张的时期，由于初产妇的宫颈比较紧，宫口扩张比较慢，通常需要 11 ~ 12 小时，经产妇需 6 ~ 8 小时；第二产程是胎儿分娩的时期，指从宫口开全到胎儿娩出的过程，初产妇一般需要 1 ~ 2 小时，经产妇通常为数分钟，最长可达 1 小时；第三产程是胎儿娩出至胎盘娩出的时期，一般需要 5 ~ 15 分钟。

1. 第一产程中的心理照护

产妇在第一产程中往往存在不同程度的焦虑和恐惧。照护者要鼓励产妇诉说心中的感受，然后给予针对性的心理疏导。在待产过程中，向产妇介绍产房环境，讲解分娩过程、产程进展情况、每次检查的目的和结果。在实施治疗、护理等操作前协助产科医生做好解释工作，消除产妇的疑虑，增强产妇的信心。进入产房后，应专人守护，对可能出现的不适做好解释，消除产妇的不良情绪。宫缩时，产妇腹痛加重，照护者要耐心听产妇的诉说，可双手轻揉产妇下腹部以减轻疼痛感，取得产妇的认可和配合。

2. 第二产程中的心理照护

进入第二产程后，由于宫缩的增强和胎先露的压迫，产妇的恐惧、急躁情绪比第一产程加剧，常出现烦躁不安、自控力下降、大喊大叫。照护者要一直陪伴在产妇身边，给予产妇安慰和支持，增加产妇的安全感。宫缩间歇时，协助产妇饮水、擦汗，缓解其急躁、焦虑的情绪。

3. 第三产程中的心理照护

胎儿胎盘娩出后，产妇的心理状态会受新生儿的性别、健康状态等因素的影响。照护者要根据不同情况，有针对性地开展心理疏导，协助产妇与新生儿尽早互动，鼓励产妇抚摩或拥抱新生儿，协助新生儿在产后 30 分钟内第一次吸乳，尽快建立母子亲情。

案例分析

由于王女士是初产妇，第一次经历产程痛，其内心充满焦虑和恐惧。在照护中要减轻产妇的疼痛感，增加其舒适感，同时要保持产妇情绪稳定，积极配合控制产程过程。

照护者应采取的措施有：(1) 耐心听取产妇关于疼痛的诉说，表达对其疼痛的理解，同时指导产妇进行腹式呼吸，或双手轻揉其下腹部。在宫缩间歇期，指导产妇全身肌肉放松以保存体力。(2) 鼓励产妇诉说感受并表示认同，对将要进行的产科检查耐心做好解释工作，缓解产妇紧张焦虑的情绪。

三、异常分娩心理照护

案例

张女士，28 岁，第一胎，孕 31 周。因产检时知道自己羊水过多造成胎儿胎位不正后，就一直担心自己的生产问题，甚至梦到自己难产的情况。

讨论

作为一名照护者，你认为应该为张女士提供哪些照护措施？

1. 异常分娩

（1）产力异常

产力异常多表现为子宫收缩乏力，少数为子宫收缩过强。引起子宫收缩乏力的因素有头盆不称或胎位异常、子宫局部因素、精神紧张及过度疲劳、内分泌失调，以及过多应用镇静剂或麻醉剂等。引起子宫收缩过强的因素主要包括药物因素和产妇精神因素。

（2）产道异常

产道异常包括骨产道异常和软产道异常，骨产道异常又称狭窄骨盆，它是造成难产的主要原因之一。在临床上，骨产道异常多见，软产道异常少见。

（3）胎儿异常

胎儿异常以胎位异常为主，如臀位、枕后位、枕横位等，是造成难产的常见原因之一。

2. 心理照护措施

（1）妊娠期发现胎位不正，照护者应于妊娠 30 周后指导孕妇膝胸卧位进行纠正。骨盆狭窄、头盆不称者，孕妇应提前住院待产，并做好手术前准备。照护者要在环境安静的状态下，对孕妇进行产前健康指导，使其保持积极的态度，减少分娩时的压力。

（2）在产程中，照护者的态度要和蔼，语言要有亲和力，能积极与产妇沟通，减轻产妇及其家属的焦虑。新生儿有颅骨变形、产瘤属暂时现象，照护者应耐心解释，消除产妇及其家属的担心。

案例分析

张女士因羊水过多引起胎儿胎位不正，在生产时可能会因胎儿异常出现难产，照护者应于张女士妊娠 30 周后指导其膝胸卧位进行纠正。照护者可在环境安静的状态下，用有亲和力的语言进行产前健康指导，使张女士认识到通过积极的方式可以纠正胎位不正，即使无法纠正也可以通过剖宫产术实现安全分娩，鼓励张女士保持积极的态度，减轻焦虑。

思考与练习

1. 简述影响分娩的因素。

2. 简述异常分娩的心理照护措施。

3. 案例：狄某，27岁，第一胎，临产6小时入院，孕期检查骨盆及胎儿均正常，入院后宫口扩张较慢，产妇恐惧疼痛，精神高度紧张。

针对该产妇情况，照护者应对其开展怎样的心理照护？

提示：狄某处于第一产程阶段，结合其心理状况及第一产程中的心理照护措施进行分析。

课题三
产后心理照护

能力目标

- 能知晓产褥期、剖宫产、产后抑郁症的概念。
- 能分析产褥期、剖宫产、产后抑郁症妇女的心理变化。
- 能对产褥期、剖宫产、产后抑郁症妇女进行心理照护。

胎儿娩出后，产妇的身心又将进入一个新的转变时期。生理及心理上的双重转变，使产妇对各种生理、心理、社会因素的易感性提高，她们会面临许多新的问题和困惑。因此，在照料婴儿的同时，要为她们营造一个安静舒适的环境，创造良好的氛围，使产妇能在和谐愉快的环境中顺利度过产褥期，同时注意产妇产后心理调节，促进产妇恢复健康。本课题主要对产后妇女的生理特点、心理变化以及相应的心理照护措施进行介绍。

一、产褥期的心理照护

案例

杨某，25 岁，初产妇，于两周前顺产一男婴，产后坚持母乳喂养。两周后，杨某乳头皲裂，异常疼痛，表现出不愿继续哺乳的态度。

讨论

作为一名照护者，你认为应该为杨女士提供哪些照护措施？

产妇全身各器官（除乳腺外）从胎盘娩出至恢复或接近正常非孕状态所需的时间，称为产褥期，一般定为 6 周。在产褥期，产妇身体的每一个系统，特别是生殖系统有较大的生理变化，同时，伴随着新生儿的出生，产妇及其家庭成员要经历心理和社会的适应过程。

1. 生理特点

（1）子宫

子宫的变化包括子宫复旧、子宫血管变化、子宫下段复原和宫颈复原。其中，子宫复旧包括子宫体肌纤维的缩复和子宫内膜的再生两个方面。

1）子宫体肌纤维的缩复

随着子宫体肌纤维不断缩复，子宫体逐渐缩小，产后第一天宫底平脐，以后每天下降 1 ~ 2 厘米。产后一周，子宫缩小至孕 12 周大小，产后 10 天，子宫降至盆腔内，产后 6 周，子宫恢复至非孕期大小。

2）子宫内膜的再生

胎盘、胎膜从蜕膜海绵层分离娩出后，残留的蜕膜分为两层，表层发生变性、坏死、脱落，形成恶露的一部分自阴道排出，接近肌层的子宫内膜基底层逐渐再生，产后 3 周左右形成新的功能层，胎盘附着部位的子宫内膜修复需产后 6 周时间。

（2）乳房变化

乳房的主要变化为泌乳活动。生产后的产妇，乳房开始分泌乳汁。产后 7 天内分泌的乳汁称为初乳，7 ~ 14 天分泌的乳汁为过渡乳，14 天以后分泌的乳汁为成熟乳。

（3）产后宫缩痛

产褥早期因子宫收缩引起的下腹部阵发性疼痛称为产后宫缩痛，哺乳时加重，于产后 1 ~ 2 天出现，持续 2 ~ 3 天自然消失。

（4）大小便

产妇产后 24 小时内尿量可达 2 000 ~ 3 000 毫升，这是通过肾脏排出体内潴留水分的表现。产后常有的便秘现象与尿多、汗多相关。

（5）腹壁

妊娠期出现的下腹正中线色素沉着，在产褥期逐渐消退。初产妇腹壁紫红色妊娠纹变成银白色妊娠纹。腹壁松弛将在产后 6 ~ 8 周恢复。

2. 心理变化

（1）情绪不稳定

产妇产后的雌激素和孕激素水平下降，体内的内分泌调节处于不平衡状态，导致情绪不稳定，可表现为精神沮丧、焦虑不安、失眠、食欲不振、容易激动、注意力和记忆力减退等，甚至可能诱发精神障碍。

（2）过度紧张

造成产妇紧张情绪的原因是多方面的，与其分娩后体内激素比例重新分配、分娩后角色转变、不知如何哺育婴儿，以及家庭关系和环境等因素有关。

（3）依赖性较强

产妇产后非常疲惫，体内激素变化很大，产后两周内特别敏感，受传统“月子”影响而产生依赖性心理，依赖性较强。

（4）缺乏母乳喂养的信心

产妇惧怕疼痛，不敢哺乳；部分产妇为了保持体形，不愿哺乳；有的产妇因乳头凹陷、缺乏耐心或对初乳认识不足，不想哺乳。

3. 心理照护措施

产妇能否顺利度过产褥期，除与身体客观因素相关外，还与产妇自身心理状态密切相关。照护者应营造一个安静舒适的环境，给予产妇积极正确的心理疏导和护理，使其情绪稳定，精力充沛，保证母婴安全及产后康复。

（1）培养积极情绪

产妇进入休息室后，要让产妇充分休息，但也应鼓励经受手术助产、出血过多、阴道撕裂、腹痛等情况的妈妈们在生产 24 小时后起床做轻微活动，以促进身体机能恢复。关心和爱护产妇，尽量满足她们提出的要求，暂时达不到的要耐心解释。了解产妇对孩子和新家庭的想法，尊重风俗习惯，提供正确的产褥期生活方式。通过创造积极的感情表达方式，让产妇保持积极的情绪反应。

（2）帮助正确对待身心反应

认真观察产妇的精神状态、大小便情况，鼓励产妇产后 2 ~ 4 小时排尿，如发现产妇异常要及时处理，并向产妇耐心说明情况，避免给产妇造成不必要的思想负担。同时给予产妇自我照护指导，帮助产妇平稳度过敏感期。

（3）指导产妇角色调整

让产妇更多地接触孩子，逐渐参与孩子的日常护理，培养亲子感情。向产妇宣传母乳喂养尤其是早哺乳的优点，建立母乳喂养的信心，特别是在分娩后的一两天，鼓励产妇用母乳喂养婴儿，帮助产妇在哺育新生儿的过程中获得满足和快乐。

案例分析

针对杨某的情况，可采取以下照护措施：（1）向杨某及家属介绍坚持母乳喂养的优点，指导杨某正确的喂养方法。（2）指导杨某按摩乳房，保证乳腺通畅，减轻疼痛感，消除紧张情绪。（3）多鼓励杨某，帮助杨某在哺育新生儿的过程中获得满足和快乐。

二、剖宫产的产后照护

剖宫产，又称剖腹产，指切开孕妇的腹部及子宫取出胎儿及其附属物的手术。剖宫产应用恰当能使母婴转危为安，但也存在出血、感染、脏器损伤的危险。

1. 剖宫产的特点

剖宫产是对分娩者不能自然分娩的一种替代方法。对于剖宫产，可以在宫缩尚未开始前就施行手术，免去母亲遭受阵痛之苦。若腹腔内有其他疾病，也可一并处理，如同时切除合并卵巢肿瘤或浆膜下子宫肌瘤。但剖宫产也存在以下缺点：对母体的精神和肉体造成创伤，具有一定的危险性；术后子宫和身体的恢复较慢，若想再次妊娠，需至少等待两年；术后可能发生子宫切口愈合不良，造成肠粘连、子宫内膜异位症等不良后果。

2. 心理变化

（1）术前心理

产妇在术前处于高度应激状态中，对施行剖宫产术缺乏心理准备，心理承受能力低，会陷入紧张焦虑、恐惧的心境中，担心手术效果及术后子宫切口愈合情况、疼痛难以忍耐、再次妊娠的风险等。当产妇被推进手术室时，其紧张心理会进一步加重。

（2）术中心理

剖宫产术均采取硬膜外麻醉，因此产妇是清醒的、敏锐的，手术器械的碰击声、取胎的不适感等都会引起产妇紧张。当看到新生儿时，产妇又会产生喜悦与兴奋感。

（3）术后心理

手术结束后，产妇会迫切想知道手术效果是否理想，取得预期效果，就会感到安心，但又会因切口疼痛、子宫收缩痛等产生抑郁或烦躁等心理不适。

3. 心理照护措施

（1）术前照护

照护者应热情接待产妇，以良好的情绪、和善的语言向产妇介绍产区环境、主管医生和护士，使之产生信赖感、安全感；耐心说明手术过程，及时解答产妇及其家属提出的疑问，对术中可能遇到的情况以及产妇的正确应对方式进行详细讲解，增强产妇的信心，减少焦虑。讲解术中可能发生的危险时要措辞谨慎，既要说明实际情况，又要避免给产妇增加心理负担。

（2）术中照护

术中要营造一种舒适、轻松的环境和气氛。照护者应主动与产妇沟通，使产妇积极配合手术。如有病情变化，不可惊慌失措，以免造成产妇恐惧和紧张。随着新生儿的第一声啼哭，照护者可向产妇表示恭喜，并及时提供母婴接触的机会。

（3）术后照护

在产褥期心理照护的基础上，照护者应当以亲切的语气及时告知产妇手术情况，还应对产妇及其家属讲解术后可能出现的不适及应对措施，以及有助术后康复的知识，鼓励家属为产妇提供良好的社会支持。

三、产后抑郁症

案例

丁某，28 岁，初产妇，产后一周出现半夜睡不着觉的情况，有时一个人偷偷傻笑，面对家人话少，平时不关心孩子，饭量减少；三天后开始不吃不喝，呆坐不说话，但在没人注意时偷偷地吃东西；对孩子的哭闹要么不理睬，要么大发脾气，有时还会说一些莫名其妙的话；对家人的问话，就是看着不说话。家人对此非常担心。

讨论

丁某存在哪种心理问题？

产后抑郁症是指产妇在分娩后出现的抑郁障碍，在产后 6 周内（多在 2 周内）出现症状，以心境持续低落为基本特征的一组精神障碍，伴有思维、行为的改变和身体症状。轻中度抑郁可采用心理照护，如果持续两周且症状越来越重，一定要采取药物治疗或药物治疗合并心理照护的措施。

1. 病因

（1）生理因素

分娩后的产妇，体内激素水平发生急剧变化，这是产生抑郁症的主要原因。孕妇怀孕时，胎盘可分泌一些有助于怀孕的激素，胎儿娩出后，胎盘排出体外，产妇体内雌激素、孕激素水平急剧下降，而与情绪活动密切相关的儿茶酚胺分泌量减少，从而引起产妇情绪波动，产生抑郁。有精神病家族史特别是有家族抑郁症病史的产妇发病率高。

（2）社会因素

社会因素是导致产妇罹患抑郁症的重要外在因素，家庭因素、经济条件、社会支持等均能影响产妇心情，从而导致产后抑郁症的发生。例如，对于低收入家庭来说，新生儿加重了家庭经济负担，如果同时再发生一些负面的生活事件，如分娩不顺利、新生儿疾病、母乳不足等，则产妇产后抑郁症的发生会明显增加。

（3）心理因素

心理因素是导致产妇产生抑郁的直接因素。产后抑郁症多发于以自我为中心、成熟度不够、社交能力不强的产妇，尤其以性格内向、情绪不稳定和心理耐受力差的产妇为重。此外，具有完美主义倾向人格特点的新妈妈常常对自己当母亲的期望过高，以至于在遇到困难的时候不愿意寻求帮助，她们也容易患上产后抑郁症。

2. 心理变化

（1）情绪不稳

情绪低落或烦躁，经常感到紧张、疑虑、内疚、恐惧、沮丧，行为孤独，总会莫名地伤心、流泪、易怒等，在夜间有加重的倾向。

（2）自我评价低

对自我的评价降低，易自责，易自暴自弃，对身边的人充满敌意或戒心，亲密关系不协调。

（3）丧失兴趣

兴趣降低，不再被以往觉得享受的事情吸引，觉得之前的兴趣无聊，对产后生活失去信心，流露出厌倦的情绪，特别严重者甚至有自杀的想法。

案例分析

丁某的行为可归纳为以下四点：（1）睡不着觉，偷偷傻笑。（2）面对家人话少，不关心孩子。（3）饭量减少。（4）三天后症状变明显，对孩子的哭闹不理睬或大发脾气，对家人的问话无反应，只看着不说话。

丁某的表现提示其属于产后抑郁症。

3. 心理照护措施

产后抑郁症作为产褥期一种常见的精神障碍性和情感性疾病，应该早识别、早诊断，尽早采取针对性措施。做好心理照护可以对产后抑郁症起到有效的预防和控制作用。

（1）创设环境，消除敏感问题

为产妇创设安静、闲适、健康的休养环境和氛围，保证产妇有充分的睡眠，得到充分休息。照护时间要相对集中，减少不必要的打扰，落实好陪伴制度，让产妇感受到温馨和支持。避免谈论婴儿的性别、产母体形的恢复、经济负担加重等敏感问题。

（2）沟通交流，消除焦虑心理

多与产妇沟通，仔细观察产妇情绪变化，对其焦虑、忧郁、自责情绪进行劝解疏导。帮助产妇认同母亲角色，通过关心、爱护、触摸婴儿及时转移焦虑等情绪；对悲观情绪要给予信心和希望，注意观察产妇是否有自杀或伤害孩子的倾向，避免发生不良行为。

（3）家属配合，消除抑郁心境

指导家属倾听产妇倾诉，帮助解决实际问题，使产妇从心理上树立信心，体会到在社会中和家庭中的地位。同时指导家属学习疾病知识，遇到问题时一起讨论应对措施。

思考与练习

1. 简述剖宫产的特点。
2. 简述产后抑郁症的病因。

3. 案例：金某，26 岁，两天前剖宫产一男婴，体重 3 600 克。其因时常感到切口疼痛，不停地询问照护者自己的术后情况，同时又因为无泌乳而十分焦虑、烦躁。

针对该产妇情况，照护者应对其开展怎样的心理照护？

提示:（1）金某的分娩是剖宫产。（2）心理照护措施要点：要在产褥期心理照护的基础上进行照护；讲解术后知识，帮助产妇树立信心。

模块五

儿童病人的心理照护

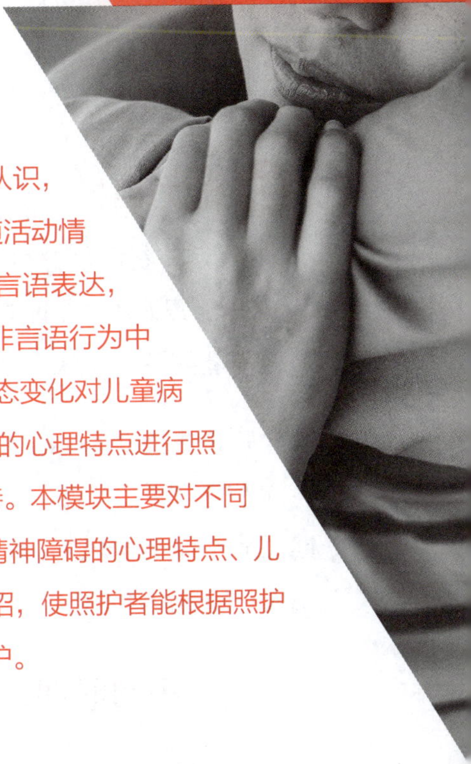

儿童病人的特点是年龄小，对疾病缺乏深刻认识，且不同时期的儿童个性差异极大，心理活动往往随活动情境改变而迅速变化。此外，儿童病人大多不善言语表达，情感表露直率单纯，其心理状态要从言语及非言语行为中仔细体会理解。儿童生病后，家长心理状态变化对儿童病人有直接影响。照护者不仅要结合儿童的心理特点进行照护，也要对家长提供心理指导及支持。本模块主要对不同时期儿童的心理特点、儿童常见精神障碍的心理特点、儿童常见疾病的心理特点进行介绍，使照护者能根据照护对象的心理状况进行心理照护。

课题一
儿童的心理特点

能力目标

- 能掌握不同时期儿童的心理特点。
- 能归纳儿童心理的影响因素。
- 能辨识儿童病人的家庭反应并提供支持。

儿童成长过程中经历了多个不同的时期，其心理发展具有一定的客观规律。儿童病人因年龄、疾病、个体差异会出现不同的心理反应。本课题主要介绍了不同时期儿童的心理特点、儿童心理的影响因素及儿童的家庭支持等，为照护者进行儿童病人心理照护打下扎实的基础。

一、不同时期儿童的心理特点

案例

小美，女，2周岁，被确诊为白血病。小美的父母在医院陪伴治疗。其间，妈妈需离开两三天。事先妈妈已与小美商量好，但要离开时小美不让妈妈离开，大声哭闹，乱扔东西。

讨论

请分析小美的心理特点。

目前，在心理学界通常将儿童期分为婴儿期、幼儿期、学龄前期、学龄期四个阶段。

1. 婴儿期

婴儿期指出生后至满1周岁之前的阶段，出生后第一个月又称新生儿期。婴儿期是出生后儿童生长发育最快的时期，具备了视、听、嗅、味、触等感觉。随着神经系统的不断发育，大脑功能逐渐增强，婴儿逐渐学会翻身、坐起、爬行、站立等动作，能模仿他人表情，并具有区分快乐、悲伤、惊奇等面部表情的能力，能逐步用简单的语言、动作表达自己的需求与情感。

婴儿期的儿童已经具有了获得满足与舒适感后的愉快情绪体验和因饥饿、寒冷、尿布潮湿等引起的不愉快情绪体验。儿童在 1 周岁前记忆力差，通过哺乳行为，儿童与母亲建立依恋关系，5 ~ 6 个月时即能再认妈妈，此时当母亲或主要照顾者离开时，易焦虑，出现哭闹、追随、求助、反抗、警惕等行为。

2. 幼儿期

1 周岁以后至满 3 周岁之前称为幼儿期。随着儿童的行走能力逐渐增强，其活动范围增大，接触和感兴趣的事物增多，语言、思维、交往能力增强，可以理解成人间的简单信息并用语言与之交谈，但也存在吐字不清、用词不准确的现象。1 ~ 3 周岁儿童的特点是冲动、易变、外露，多表现为易激动、哭闹、情绪不稳定。

在这个时期，幼儿已断乳，在 2 ~ 3 周岁时出现明显的独立性行为，如吃饭时争抢勺子要求自己吃饭。2 周岁的儿童已经显示出部分成人情绪，能够理解简单的道理，但往往言行不一，如约定好按时吃药，但吃药时又不肯合作。

幼儿期儿童虽仍受分离焦虑的影响，但能忍受与父母的短暂分离。因疾病长期与父母分离时，儿童害怕被父母抛弃，对活动受限感到不满，其心理活动往往从反抗发展为失望，直至演化成否认。由于幼儿语言表达能力有限，儿童会哭闹、踢打，甚至乱扔东西。当儿童认为回家或找到父母希望不大时，易情绪低落，甚至出现退化行为。当儿童认为回家或找到父母完全没有希望时，会出现克制情感、强迫自己交往、适应医院环境的表面现象。

案例分析

小美的心理特点如下：

（1）事先妈妈已与小美商量好，但妈妈要离开时小美不让妈妈离开：小美处于幼儿期，已经显示出部分成人情绪，能够理解简单的道理但往往言行不一。

（2）小美不让妈妈离开，大声哭闹，乱扔东西：小美虽仍受分离焦虑的影响，但能忍受与父母的短暂分离。但若因疾病长期与父母分离时，害怕被父母抛弃。由于小美语言表达能力有限，会用行动表达自己的抗拒或不满。

3. 学龄前期

3 周岁以后至入小学前是儿童接受正规学习之前的准备阶段，称为学龄前期。这一时期儿童的体格发育较慢，一般每年长高 4 ~ 7 厘米，体重每年增加 2 千克，3 周岁时幼儿脑重达到成人的 3/4，7 岁时接近成人的最低水平。幼儿的感知发展迅速，能有意识地感知和观察，但容易转移。学龄前期儿童的语言从应答式外部语言发展成为连贯的、自陈式语言，开始将言语指向他人，希望获得他人的倾听和反馈，当他人无法理解时感到沮丧。学龄前期儿童在感知动作思维的基础上已逐步发展出具体形象思维，并出现简单的逻辑判断思维，具有极强的模仿能力。

学龄前期儿童主动性增强，开始建立群体关系，产生了参加社会活动的愿望。独立意识更加强烈，要求按自我意志行事，进入“第一反抗期”，具有“长大感”；以自我为中心，即使他人在场，也会完全忽视他人对自己说的话甚至自言自语。这个阶段儿童的情感强烈、易变，心理活动变得复杂，更容易担惊受怕，害怕打针、吃药、被遗弃；患病后易产生恐惧及被动依赖心理，迫切希望得到家长的照顾和安慰，多表现为哭闹、拒食、睡眠不安、攻击行为等；易受外界事物的影响，当其他儿童大笑时跟着大笑，其他儿童哭闹时跟着哭闹。

4. 学龄期

从六七岁至十七八岁称为学龄期，学习成为儿童生活中的主要内容和任务。学龄期又可细分为学龄初期（六七岁至十一二岁）、学龄中期（十一二岁至十四五岁）、学龄晚期（十四五岁至十七八岁）。

学龄初期相当于小学阶段，是儿童十分重要的发展阶段。除生殖系统外，儿童的其他器官已接近成人，大脑皮质功能发育更加成熟，但感知能力还不够完善。儿童处于以具体形象思维为主向以抽象逻辑思维为主的过渡阶段，对事物具有一定的分析理解能力，情绪情感方面较为外显。

学龄中期是青春期的开端，儿童面临着生理和心理上的巨变，进入“第二反抗期”，具有“成人感”，要求社会地位平等，力求精神和行为自主。各项身体指标接近成人，性激素分泌大大增加，引起性的萌发与成熟。感知觉能力不断提高，能有意识地调节控制自己的注意力，抽象逻辑思维日益占据主要地位。自我控制能力有了明显的发展，情感不再完全外露，但情绪还不稳定，易冲动。

学龄晚期的儿童形态发育定型、体内器官成熟、机能发育完善、性生理成熟。

儿童的认知结构基本形成完整的体系，抽象逻辑思维占据优势地位，观察力、联想力等迅速发展，情绪情感方面以内隐、自制为主，自尊心与自卑感并存，性意识呈现身心发展不平衡的特点。

学龄期的儿童患病时，易感到孤独、焦虑、恐惧和悲伤，担心学业落后，担心自己会残疾或死亡。部分患儿因害羞而不愿照护者触碰其身体，也有部分患儿因疾病增加家庭经济负担而感到内疚。长期慢性疾病患儿的心理反应更为复杂，严重者甚至出现精神障碍。

二、儿童心理的影响因素

影响儿童心理的因素十分复杂，既包括生物因素，也包括环境因素及个体因素。照护者在分析儿童的心理特点时，要充分考虑各种影响因素，采取合适的心理照护措施。

1. 生物因素

（1）遗传因素

遗传对儿童心理健康影响极大。一些儿童从小就智力超常、记忆力惊人，而一些大脑先天异常或受损的儿童因缺乏正常的智力，无法适应社会生活。

（2）先天非遗传因素

母亲怀孕期间接触有毒有害物质，服用某些药物，遭受病毒感染，营养不良，精神受刺激等属于先天非遗传因素，可能对胎儿的发育产生影响。

（3）脑疾病、脑损伤

后天的脑疾病或脑损伤，如儿童发生高热抽搐、中毒、脑外伤、脑炎或营养不良等使脑细胞受损，对儿童的大脑发育及心理造成影响。

2. 环境因素

（1）家庭环境

家庭是儿童接触的第一个社会环境，对儿童心理的影响具有一定的强制性、导向性和潜移默化性。家庭结构、家庭关系、家庭经济水平、家庭文化层次、父母职业及生活习惯、家长对儿童的教养方式及对孩子的期望水平等都会对儿童的心理产生影响。

稳定的家庭结构、欢乐和睦的氛围可以使儿童获得安全感和幸福感，保证好奇心和探索行为的良性发展，形成健全的人格。专制型教养方式易使儿童产生不满情绪和逆反心理，造成自卑、敏感、退缩等个性缺陷。放任型教养方式易使儿童好坏不分、言行失范、推卸责任，儿童往往难以自控情绪，多伴有较强的攻击性，不会和同伴友好合作。溺爱型教养方式对儿童唯命是从，处处包办，易使儿童任性、骄傲、自私、独立性差、依赖性强。民主型教养方式可以培养儿童的独立性和协作性，儿童多表现为直爽、快乐、善于交往。

（2）校园环境

校园是儿童最初的社会交往场所。校园的物质和精神环境、老师的态度和水平、同伴关系等都会对儿童心理产生影响。

干净整洁的环境、清新的空气、和谐的色彩可以让儿童感到恬静、安逸。亲切和蔼的老师可以诱发儿童良好的情绪和情感，而粗暴的老师会使儿童感到紧张、胆怯。和谐的同伴关系可以帮助儿童体验交往的乐趣，获得快感与满足感。

（3）社会环境

社会文化背景、居住地区的环境等也会在不同程度上影响儿童的心理。例如，通过大众传媒等渠道传播的有积极意义的社会文化可以使儿童获得正能量，对其心理发展产生正面的影响，长期住在高层住宅或单元房的儿童，因活动空间小，易形成孤僻、脆弱、浮躁等不良心理。

3. 个体因素

不同年龄的儿童认知能力存在很大差异，影响其对患病的认知和反应，进而影响其心理。不同人格特征的儿童对环境的适应程度不同，环境对其心理影响程度有所差异。“易养型”的儿童适应性强，一般对新环境表现出好奇心，有安全感；“难养型”的儿童适应性差，一般对新环境有强烈的排斥反应，安全感差；“缓慢型”的儿童对环境的变化表现相对平静，极少有强烈的对抗情绪，心境消极，适应缓慢。

三、儿童的家庭支持

儿童照护强调以家庭为中心的照护，许多家庭成员在儿童患病后也会出现相应的心理反应。照护者在照护患儿的过程中，只有将家庭作为整体意义上的“患者”，同时考虑患儿及家庭的反应，促进家庭和睦合作，强化家庭支持力量，努力减轻家长的紧张焦虑心理，才能更好地帮助患儿康复。

1. 家庭反应

儿童患病后，往往会打破家庭的正常生活，家庭成员尤其是母亲受到的影响最大。许多家长会认为儿童患病是因为对其照顾不周导致的，内心常怀内疚感，从而对患儿的不合理要求无条件满足，对患儿的不正确行为一味迁就容忍。对于患儿因疾病遭受的痛苦，家长更是痛苦。当患儿病情较严重时，家长往往容易焦虑，严重时会产生精神障碍，对内分泌、消化、呼吸等系统功能造成不利影响。对于患有慢性病的儿童，父母需耗费大量的精力和时间去照顾患儿，有的家庭甚至需要父母中的一位放弃工作成为专门的照护者。经常性住院、高昂的医药费、治疗结果的难以预测性、父母放弃自我实现等增加了家长的适应难度。部分绝症患儿的家长，往往对患儿过于纵容，这不利于获得患儿的配合及疾病康复。

对于有多个孩子的家庭，家长的注意力往往全部转向患病的儿童而忽视家庭中的其他成员，兄弟姐妹的生活习惯被迫打乱。患病初期，兄弟姐妹可能会因为过去与患儿吵闹打架而感到内疚。随着儿童患病时间的延长和病情的反复，兄弟姐妹可能会焦虑不安，会怀疑自身的身体状况。部分兄弟姐妹会因经常与父母分离而妒忌患儿独占了父母的注意力，导致家庭成员间关系不佳。

2. 情感支持

患儿家长的心理感受直接关系到其心理与行为是否健康，也关系到患儿能否得到足够的家庭支持。照护者应经常陪伴患儿父母并与之沟通，引导其正确地释放内心的悲伤、焦虑、恐惧、内疚等情感，指导其选择正确的应对方式，减轻内心的压力。帮助患儿父母重建家庭正常功能，将患儿病情告知亲戚、朋友或同事，以获得帮助和支持，安排其他家庭成员轮流陪护患儿，使患儿父母的身心得到休息。鼓励患儿父母学会满足自己的需求，不因孩子完全放弃自己的生活。

指导父母向患儿的兄弟姐妹解释患儿的情况，了解他们内心的想法和感受，并解答疑惑，避免他们产生被家庭隔绝在外的想法。鼓励患儿的兄弟姐妹共同参与患儿的照护活动，允许他们去医院探视患儿，若无法探视，利用视频、电话、写信等方式帮助患儿与兄弟姐妹交流感情。

3. 信息支持

向患儿父母介绍疾病知识，提供有关患儿治疗、用药、生理和心理反应、预后的相关信息。对于住院患儿，应主动向其父母介绍医院环境、工作人员、院内陪护的便利措施。对于慢性病患儿，当病情允许由家庭成员在家中照护时，照护者可通过电话随访、网络信息平台等途径为家长及患儿提供必要的知识，教会家长简单的居家照护技能，鼓励患儿父母参与到照护过程中，增强家长照护患儿的自信心和应对能力。

告知患儿家长患儿的兄弟姐妹可能出现的情绪反应，患儿对其他家庭成员可能造成的影响，指导患儿家长采取相应的措施避免产生消极变化。

思考与练习

1. 简述学龄期儿童的心理特点。

2. 简述儿童心理的影响因素。

3. 案例：小乐，4 岁，1 年前确诊患白血病。小乐的姐姐叫小花，9 岁。起初姐弟关系非常好，小花非常担心弟弟的身体状况，想去陪着弟弟。但父母以认真学习为由拒绝小花探望弟弟。近 1 个月来，小乐病情进展较快，父母把小花寄宿在邻居家，小花已两个礼拜未见到父母。当邻居阿姨问起小花是否想去看弟弟时，小花回答道："一点都不想去看弟弟，因为弟弟，我都很久没有见到爸爸妈妈了。"小乐也因长期见不到姐姐情绪低落，甚至出现拒绝治疗的现象。

试评价小花的反应，分析应该如何帮助小花疏导不良情绪，以给小乐的治疗提供家庭支持。

提示：结合儿童患病后的家庭反应进行评价，综合考虑情感及信息支持进行分析，并采取相应的措施。

课题二
儿童常见精神障碍的心理照护

能力目标

- 能归纳儿童发生常见精神障碍的原因。
- 能根据患儿表现辨识精神障碍类型。
- 能对患有精神障碍的患儿实施恰当的心理照护。

儿童精神障碍是指发生于儿童时期，以焦虑、抑郁、恐怖、持续忧伤及转换症状为主要临床表现的各种行为异常和精神疾病。本课题主要对儿童恐怖症、儿童自闭症、儿童多动症、精神发育迟滞等儿童常见精神障碍的心理照护进行介绍。

一、儿童恐怖症

案例

小红，女，9岁。最近一年每当她看到路边的小狗都会躲得远远的，甚至哆嗦成一团，常吓得抱头蹲下，不敢前进。小红看到与狗相关的图片、电影或远远听到狗叫声也会惊恐不已。妈妈为此常说小红是胆小鬼，小红感觉很不开心。

讨论

分析小红属于哪一种情绪障碍。

恐怖（恐惧）是儿童期常见的心理现象，是儿童对周围客观事物，如黑暗、动物、雷电、传说中的鬼怪正常的心理反应，但这种恐惧程度轻，时间短，随着时间流逝即可消退，属于正常的情绪反应，不属于恐怖症范畴。儿童恐怖症是指儿童对日常生活中某些没有危险的物体或特殊环境出现过分、持续的恐惧，多伴有焦虑情绪。这种恐惧无法经劝解、安抚消除，并由此产生回避退缩行为。惊恐发作时会出现急性焦虑反应，如尖叫、哭闹、惊呆、紧紧拖住他人等行为，伴有脸色发白、呼吸急促、心跳增快、四肢震颤、出汗、尿频等自主神经症状，严重者甚至瘫软在地乃至昏厥，对患儿的正常生活和社会功能有严重影响。儿童恐怖症大多起病于 10 岁以前。

根据发病原因和症状特征，儿童恐怖症主要包括场所恐怖症、物体恐怖症和自然事件恐怖症。场所恐怖症是指儿童对高处、黑暗、学校、密室等特殊环境具有恐惧的心理。这种类型的恐怖离开该环境即可解除，且持续时间不长。物体恐怖症是指儿童对动物、鲜血等特定的物体具有恐惧的心理，多由儿童害怕接触后可能产生的可怕后果导致，大多可不经治疗而缓解。自然事件恐怖症是指经历过洪水、地震、火灾、疾病等的儿童对这类自然灾害或自然事件具有恐惧的心理，进而延伸为对死亡的恐惧，需经心理疏导方可缓解。

1. 原因

（1）个体因素

1）性格

内向、胆小、被动、羞怯、依赖、易焦虑、易受暗示，以及有强迫倾向的儿童更易患儿童恐怖症。

2）习惯

常观看带有恐怖场景的影片或听鬼怪故事易诱发儿童恐怖症。

（2）环境因素

1）家庭

部分家长在儿童哭闹时以鬼怪、可怕动物、关黑房子等吓孩子，易造成儿童恐惧的心理。父母对儿童保护过度、过分溺爱，导致儿童精神和生活上独立性较差，易诱发场所恐怖症和社会适应障碍。成人本身神经衰弱、过分敏感胆怯或经常在患儿面前谈论可怕的事情，也易诱发儿童恐怖症。

2）学校

儿童在学校遇见过分严厉、态度粗暴的教师，在学习和活动中遭受挫折、被同学嘲笑等也易诱发儿童恐怖症。

3）应激生活事件

遭遇地震、疫情、交通事故、动物撕咬等意外事件，以及父母离异易诱发儿童恐怖症。

2. 心理特点

（1）恐惧、害怕

儿童对某些物体或处境有强烈、持久的恐惧、害怕，恐惧的程度与实际危险不相称。

（2）焦虑、痛苦

儿童即便明知恐怖对象对自身无危险，但无法克制过分和不合理的恐惧，内心感到焦虑，极其痛苦。

（3）回避

场所恐怖症患儿害怕离家或独自在家，也害怕处于人群拥挤的场合或难以逃回家的场所。

3. 心理照护措施

（1）建立良好的护患关系

照护者应主动、热情、耐心地介绍自己，并向患儿讲解疾病相关知识，使其理解治疗的目的和照护的目标，消除患儿紧张不安的情绪，取得患儿的信任，使患儿能主动倾诉内心的痛苦和遭遇的困难。

（2）支持性心理干预

通过劝导、启发、同情、支持等沟通方式，了解患儿害怕的真正根源，尤其是确认首次发生时的情景，协助患儿克服恐惧的心理。

对于因性格原因导致的儿童恐怖症，在照护过程中应多鼓励患儿参加集体活动和体育活动，鼓励患儿与他人建立良好的同伴关系，培养其坚毅勇敢的精神。当患儿取得进步时，应予以表扬或给予一定的物质奖励，帮助患儿培养自信心。

指导患儿通过深呼吸、想象等自我放松的方法，帮助患儿克服恐惧情绪。对于无法学会自我松弛，也不能对恐怖情境进行想象的患儿，可一边讲科学，一边陪同患儿共同实践，以协助患儿克服恐惧。

（3）给予健康教育

做好家庭心理健康教育，指导家长在患儿出现躯体症状及情绪反应时的应对方式。指导家长在生活中对孩子采取正确的教育方式，不要采用恐吓手段吓唬孩子，不要勉强孩子做不愿做或不敢做的事情，不要嘲笑、指责孩子，也不要过度保护孩子，注意对儿童良好心理素质及开朗乐观性格的培养。此外，指导家长多带儿童亲近自然，参加各类有趣的文体活动，培养儿童的活动能力及社交能力，使儿童增长见识，减少因无知产生的恐惧。

案例分析

小红的表现为:（1）最近一年每当她看到路边的小狗都会躲得远远的，甚至哆嗦成一团，常吓得抱头蹲下，不敢前进，其恐惧的程度与实际危险不相称。（2）看到与狗相关的图片、电影或远远听到狗叫声也会惊恐不已，小红在明知恐怖对象对自身无危险时仍无法克制过分的和不合理的恐惧与焦虑情绪，内心极其痛苦。

因此，考虑小红患有儿童恐怖症。

二、儿童自闭症

儿童自闭症又称儿童孤独症，是一种广泛性发育障碍，主要在社会性互动、沟通上有质的障碍，存在行为样式刻板、兴趣狭窄、活动重复现象。

儿童自闭症起病于 3 岁前，约 3/4 的患儿伴有明显的精神发育迟滞。由于社会适应功能障碍，自闭症儿童长大后仍存在沟通困难、活动量低等问题，易出现自我破坏、情绪暴躁、有攻击性等行为，需要长期照护。

1. 原因

（1）遗传

儿童自闭症存在家族聚集现象。目前已发现常染色体上的多个基因异常与儿童自闭症发病相关。

（2）母体在孕期及围生期并发症

儿童母亲有产伤、宫内窒息等并发症。

（3）感染及免疫

先天性风疹病毒感染、巨细胞病毒感染，以及 T 淋巴细胞数量减少、自然杀伤细胞活性降低等免疫系统异常等被认为与儿童自闭症相关。

（4）神经生物学

多种神经内分泌递质分泌增加、促肾上腺皮质激素分泌减少与该病有关。此外，小脑蚓部发育不良、脑干变小也可能与该病相关。

2. 心理特点

（1）封闭、淡漠

儿童自闭症大多表现为自我封闭，感情淡漠，情绪不稳定，从不主动亲近他人，也不愿与人交往，对周围的事物不感兴趣；无法区分亲疏关系，不能与父母建立正常的依恋关系，遇到不愉快的事情或受到伤害时不会寻求父母安慰；对别人缺乏信任，沉浸在自己的世界中，意识不到他人的存在。随着年龄的增长，患儿的心理也会发生改变。

（2）迷恋、固执

幼儿期至学龄前期的患儿对玩具、游戏、活动不感兴趣，对一些圆的或可以旋转的非玩具类物品有特殊的兴趣和迷恋。患儿固执地坚持日常活动程序，若程序被改变，会产生焦虑等异常情绪。

（3）自卑、苦恼

学龄中期及学龄晚期患儿的生理发育迅速而心理发展相对缓慢。患儿自我意识开始觉醒，独立自主的愿望日益强烈，自尊心不断增强。一部分自闭症儿童开始意识到自己与其他儿童不同，部分儿童因无法接受这些不同而觉得自卑和苦恼，对自己的不幸感到沮丧，变得敏感、多疑、紧张、焦虑。当出现被歧视或不当对待时，患儿极易冲动，甚至出现过激行为。

3. 心理照护措施

（1）建立良好的护患关系

照护者应以耐心、和蔼的态度对待患儿，了解患儿的生理功能、心理功能、社会功能状况。在照护过程中，要密切观察患儿的情况，加深对患儿的了解，减少对患儿的不良刺激，争取建立良好的关系。

（2）支持性心理干预

针对患儿的情况，分别从生活自理能力、语言能力、人际交往能力三个方面制订训练计划，选择合适的训练方式进行训练，以改善患儿对社会的适应能力。当患儿取得进步时，应及时给予语言、表情、行动及物质上的奖励。

当患儿发脾气、尖叫时，应尽快找出原因，将其带离原环境或不予理睬，待其平静下来后及时给予关心和爱抚，对其自主停止发脾气或尖叫的行为予以表扬和称赞。在日常生活中有意识地针对患儿的刻板行为做一些小变动，使其在不知不觉中习惯变化，避免因瞬间改变导致焦虑等异常情绪。

对于学龄中期及学龄晚期的患儿，应帮助患儿疏导不良的情绪问题，培养积极健康的情绪行为习惯；提供生理卫生教育，帮助患儿正确认识生理变化，避免不良情绪的产生；引导患儿正确认识自我，传授社会行为规则，满足患儿对自主权利的需求；帮助患儿培养自己的特长；为患儿创造社会活动机会，讲解必要的社会行为规范，帮助患儿更好地与人交往。

（3）给予健康教育

加强对家长的心理支持和指导，使其更快地接受现实。鼓励家长以积极乐观的心态去面对生活，多拥抱、亲吻、触摸患儿，多与患儿进行沟通。

帮助家长全面客观地认识儿童自闭症，消除内心的自责，对患儿的预后有相对现实的期望，对患儿所需的医疗条件、教育方法、发育特点有充分的了解，以便家长能正确利用各种资源对患儿进行训练。

三、儿童多动症

案例

小峰，男，7岁，刚入学时就比其他孩子好动。起初，老师以为只是小孩子太顽皮。没过多久，老师就发现小峰不仅好动，性子也很冲动，经常莫名其妙与其他同学发生冲突，甚至动手打人。上课时基本无法专心，要么在座位上做小动作，要么突然一声不吭跑出教室。后来，小峰被诊断为儿童多动症。近一段时间，小峰在情绪激动时爬到高楼的窗台上玩耍。

讨论

应该为小峰提供哪些心理照护措施？

儿童多动症，又称注意缺陷或多动障碍，主要表现为：与同龄人相比，有明显的注意力不集中、注意持续时间短暂、不分场合的过度活动、情绪冲动的特点。部分患儿伴有语言障碍、认知障碍、感知觉障碍。患儿多在学龄前期起病，小学三四年级时症状最明显，部分患儿到学龄晚期症状可减轻或消失。

幼儿期的患儿多表现为好动、不安静，对任何人都不感到生疏，不能专心地在教室学习，参加集体活动时不愿等待，脾气暴躁。学龄初期及中期的患儿主要表现为移动性多动（如很难长时间坐在座位上）和非移动性多动（如坐在座位上有较多肢体活动），话很多，常常干扰他人的谈话，容易丢三落四，学习成绩不佳。学龄晚期的患儿多动倾向减少，但仍难集中注意力；经常与人发生冲突，出现说谎、打架、逃学、旷课和外出不归等行为；思考方式独特，沉湎于过去令人不快的记忆中；有时会出现反社会行为，但对于信赖的人的教诲会超乎想象地去接受。

1. 原因

（1）生物因素

1）遗传

遗传因素在多动症的病因学方面占主要地位。

2）轻微的脑损伤

母亲孕期或围生期并发症多、新生儿脑缺氧等造成的低龄儿童轻微脑损伤，可能导致儿童多动症。

3）神经生物学

大脑中多巴胺和去甲肾上腺素功能低下、5- 羟色胺功能亢进、大脑发育异常等可能导致儿童多动症。

（2）个体因素

过度活泼、运动协调能力差、语言发育延迟、健康状况不好的儿童，更易患儿童多动症。

（3）环境因素

父母性格不良及关系不和，家庭教育方式不当、经济条件差、住房拥挤等均可成为儿童多动症的诱因。学校教育方法不当以及社会不良风气易诱发儿童多动症。此外，严重的生活应激事件也可能诱发儿童多动症。

2. 心理特点

（1）注意缺陷

患儿难以集中注意力，不能专心听课或写作业，容易被外来刺激干扰，听见任何声音都想去探究，无法控制注意力的分配和转移。

（2）情绪不稳定

患儿没有耐心，不能等待，易被激惹，导致冲动、悲伤、忧虑或发脾气等。

（3）对学习不感兴趣

患儿学习成绩多不稳定。当学习难度逐步加大时，患儿对学习失去兴趣，甚至产生厌学情绪。

（4）自卑恐惧、反感厌恶

患儿易受家长的责备或惩罚，不受老师和同学的喜爱，容易产生自卑和恐惧心理。部分患儿由于经常受到训斥、打骂或批评，易产生反感情绪，有时会出现逃避现实的想法。

3. 心理照护措施

（1）建立良好的护患关系

照护者以耐心、爱心、细心对待患儿，保持环境的安静、舒适、整洁，做好患儿的日常生活照护，以取得患儿信任，建立良好的关系。

（2）支持性心理干预

鼓励患儿多参加文体娱乐活动，通过静坐、画画、按图装配玩具等培养患儿的注意力和控制力。当患儿完成相应活动时，给予适当的奖励及精神鼓励，帮助其塑造自信心。在活动过程中，注意发现患儿的优点，创造机会让患儿发挥优点，使其感受成功的喜悦，以保持自信心和自尊心。

对于情绪不稳、易冲动的患儿，应密切观察其情绪变化，并利用各种手段来稳定患儿的情绪。当患儿情绪激动时，应以平和的语气耐心劝说，不要激怒患儿；当患儿出现攻击破坏性行为时，应用合适的方式制止，并在制止后指导其分析行为的弊端，帮助患儿以恰当的方式疏解心中的愤怒与不满；对于无理取闹的患儿，应想方设法分散其注意力。当患儿有参加竞争性强或危险系数大活动的念头时，应向患儿讲解活动中存在的危险，引导患儿参加合作性高、危险系数低的活动，使患儿在活动中感受到同伴之间的互相帮助、互相信任，激发患儿的正向情感，提高其社会交往能力。

（3）给予健康教育

做好家庭和学校的健康教育，使家长和老师明确疾病的性质，了解相关的理论知识和应对儿童异常行为的策略，避免简单粗暴地对待患儿，避免歧视患儿。建议家长为患儿提供良好的家庭环境，注意教育方法，多用鼓励或正面教育代替批评与强制手段，避免给患儿制造不必要的精神压力。建立简单的规矩，如吃饭时不能看电视，写作业时不能玩耍等，培养规矩意识，不以疾病为由过分迁就，避免患儿更加冲动任性。建议家长与学校加强联系，以更好地教育患儿。

案例分析

当小峰情绪激动时，应密切观察他的情绪变化，以平和的语气耐心劝说，并利用各种手段来稳定他的情绪，尽量满足其合理要求，不要激怒他。待小峰情绪平复后，应向他讲解爬到高楼窗台上玩耍的危险，引导其参加合作性高、危险系数低的活动，使他在活动中感受到同伴之间的互相帮助、互相信任，以激发小峰正向情感，提高其社会交往能力。

四、精神发育迟滞

精神发育迟滞是指个体在中枢神经系统发育成熟（18 岁）以前，因各种不利因素造成的精神发育受阻或停滞的一种精神障碍，临床多表现为智力显著低于同年龄平均水平和社会适应困难。

1. 原因

（1）生物因素

1）遗传

染色体数目或结构异常、家族性小脑畸形、先天性脑积水等遗传因素是导致儿童精神发育迟滞的重要原因。

2）母体在孕期及围生期有害因素

母体感染风疹病毒、巨细胞病毒、弓形虫、梅毒螺旋体等，使用作用于中枢神经系统的药物，有吸烟、饮酒、吸毒史，经常接触毒性物质，接触放射线，患有心脏病、糖尿病、严重贫血、甲状腺疾病等严重躯体疾病，胎盘功能异常，遭受强烈或长期的心理应激产生持续的抑郁、焦虑等，均有可能导致儿童精神发育迟滞。

3）产时及产后因素

胎儿在出生前后有新生儿中枢神经系统损伤，儿童在大脑发育成熟前发生脑膜炎、疫苗接种后脑炎、颅内出血、颅脑外伤、脑缺氧、甲状腺功能低下、重度营养不良等影响大脑发育的疾病均有可能导致儿童精神发育迟滞。

（2）环境因素

因先天性听觉或视觉障碍等原因导致儿童与社会隔离，缺少文化教育、与人交往、情感沟通也可导致儿童精神发育迟滞。

2. 心理特点

（1）精神状况不稳定

患儿容易出现暴躁的情绪，严重时会出现恶性伤人或伤害自己的偏激行为。部分患儿在伤害自己时会产生愉悦感。

（2）性格孤僻

患儿无法或不愿与人交流，对社交活动不感兴趣，长期发展下去会出现抑郁情绪。

（3）没有要求

患儿由于身心发展障碍，文化程度较低，不知道自己需要什么，对生活没有任何要求。

（4）缺乏自我保护意识

患儿智力低下，对危险因素认识不足，不知躲避危险。

3. 心理照护措施

（1）建立良好的护患关系

照护者要以高度的耐心、强烈的同情心和爱心对待患儿，要充分了解患儿的各项状况，掌握患儿的需求，保持环境简单，使患儿感到安全和温暖，取得患儿的信任以提高配合度。

（2）支持性心理干预

患儿的语言沟通能力差，在照护过程中应多接触、多观察，感知患儿的情绪变化和精神反应，及时消除其紧张害怕的心理。当患儿愤怒、冲动时，照护者应保持镇静，用温和的话语安慰患儿，寻找并去除诱因，及时转移患儿注意力。与患儿沟通时，尽量使用简单明了的语言，多用肢体语言表示肯定，对患儿的进步要予以表扬，帮助患儿树立信心。

对于缺乏自我保护意识的患儿，应随时注意有安全隐患的物品和设施，如锐器、打火机、药品等，确保患儿活动时在照护者视线范围之内。

（3）给予健康教育

对患儿家庭处境表示充分理解和尊重，帮助家属面对现实。做好患儿父母的健康教育，使他们了解患儿的特点，熟悉患儿可能出现的心理问题，做好思想准备，设立恰当的期望值，避免焦虑、抑郁、消极、逃避心理。建议家长对患儿保持耐心，从实际情况出发制订合适的训练计划，坚持不懈地对患儿进行教育与训练，切忌急于求成或消极对待。

思考与练习

1. 简述可能造成儿童恐怖症的原因。

2. 比较儿童自闭症与儿童精神发育迟滞心理特点的异同。

3. 简述儿童多动症的心理照护措施。

4. 案例：小荣，男，8 岁，患有儿童自闭症，只喜欢看体育频道，尤其是球赛节目。小荣在学校只喜欢上体育课，当无法正常上体育课时，便会大吵大闹，甚至躺在地上抗议。

针对小荣的问题应采取哪些心理照护措施？

提示：分析小荣的心理特点，根据小荣的心理特点，提供相应的心理照护措施。

课题三
儿童常见疾病的心理照护

能力目标

- 能分析小儿遗尿症、白血病、先天性心脏病、癫痫的病因。
- 能掌握小儿遗尿症、白血病、先天性心脏病、癫痫患儿的心理特点。
- 能对小儿遗尿症、白血病、先天性心脏病、癫痫的患儿进行心理照护。

儿童的心理特点与成年人不同，对患儿进行心理照护不仅关系到疾病的转归，对其心理发育也有重要影响。本课题主要介绍小儿遗尿症、白血病、先天性心脏病、癫痫等儿童常见疾病的病因、患儿的心理特点和心理照护措施。

一、小儿遗尿症

案例

小明，男，12岁，家庭和睦，父母关系良好，自幼有尿床的习惯，而且睡眠较深，不易唤醒。起初，家长以为孩子年龄小，无法控制排尿，但随着年龄增长，小明尿床的情况没有改善。小明面色发黄，神疲言懒，不敢与他人对视，表现得小心翼翼。

讨论

请分析小明的心理特点。

遗尿症指已达到能够控制膀胱排尿年龄（一般指3岁以后）的小儿无法控制排

尿，反复出现自主排尿，多发生在夜间熟睡中。患儿除夜间尿床外，日间常有尿频、尿急或排尿困难、尿流细等症状。

1. 病因

（1）生物因素

1）遗传因素

遗尿症的发生与遗传因素有关，表现为大脑皮层先天不成熟，不能抑制脊髓排尿中枢。患儿的父母或兄弟姐妹中遗尿症发病率高。

2）睡眠因素

遗尿症患儿的唤醒阈分贝值较高，睡眠不易被唤醒，不能在入睡后膀胱膨胀时及时醒来。

（2）环境因素

婴幼儿时期的强烈刺激、各种精神和躯体问题、家庭和社会环境因素均可诱发遗尿症，如家庭关系不和、入托、受惊吓、白天过度疲劳、临睡前过度紧张等均可诱发遗尿。

（3）个体因素

胆小、被动、过于敏感、易于兴奋的儿童更易发生遗尿症。

2. 心理特点

（1）羞愧

患儿尿床后内心羞愧，想方设法掩盖事实，宁肯睡在潮湿的床上也不愿被人知道。年龄小的患儿多不愿意承认自己所为，有的会故意推脱到他人身上；年龄稍大的患儿多表现出不好意思，不愿意家长在他人面前提及此事，也不愿意将尿湿的被子和衣物晒在别人容易看到的地方。

（2）紧张

治疗效果不佳的患儿容易紧张。遗尿后家长对患儿指责、打骂，会造成患儿心理紧张。患儿睡前易紧张，担心睡觉后尿床，部分患儿很晚都不敢睡觉。

（3）焦虑

对于年龄稍大或经过各种治疗均无效的患儿，容易产生焦虑情绪。他们害怕同学知道，心疼父母总是要洗晒被子，觉得自己不争气。患儿每次遗尿后都焦虑不安，对正常的学习和生活造成极大困扰。

（4）自卑

遗尿时间长的患儿，经过羞愧、紧张、焦虑的心理过程后，随着年龄的增长，心理上易产生压抑。患儿易产生自卑心理，整日闷闷不乐，不愿与别人接触，唯恐被别人耻笑或看不起。性格外向的患儿随着病情发展将变得内向。

3. 心理照护措施

（1）疏导负面情绪

照护者要耐心对待患儿，时刻关心患儿，理解患儿的羞愧心理，为患儿保守秘密，使患儿心理放松，并热情为其提供帮助。开导患儿要保持乐观、开朗的性格。指导患儿控制情绪，正确认识遗尿现象，不能无所谓，也不必过分焦虑。鼓励患儿配合医生检查，寻找遗尿的病因。每晚耐心提醒患儿控制进水量，睡觉前小便，以减少遗尿的可能性。当患儿有进步时，应及时给予肯定和表扬。

（2）给予健康教育

指导家长正确对待患儿，了解患儿的心理特点，多进行劝慰和鼓励，以消除患儿的心理压力，切忌训斥、恫吓、打骂和讽刺患儿。当患儿尿床时，可以指导其更换床单，但不要责骂，帮助患儿认识尿床的后果，克服内心的紧张恐惧心理。

患儿遗尿可能与心理紧张有关，建议父母注意给患儿创造温暖、和谐、幸福的家庭环境，不要将家庭成员间的冲突暴露在患儿面前，以减少患儿的心理压力和焦虑情绪。

建议家长每晚暗自观察患儿遗尿的时间，在患儿将要遗尿时叫醒患儿进行排尿，帮助患儿建立时间性条件反射，从而自行控制排尿。父母对患儿进行定时的排尿训练不可操之过急，避免患儿愤怒和抗拒。

案例分析

遗尿时间长的儿童，经过羞愧、紧张、焦虑的心理后，随着年龄的增长易产生心理压抑。小明目前的心理特点主要为自卑、压抑。

二、白血病

白血病是造血系统的恶性增生性疾病，其特点为造血组织中某一血细胞系统过度增生、进入血液并浸润各组织和器官，临床可见不同程度的贫血、出血、感染发热以及肝、脾、淋巴结肿大和骨骼疼痛。儿童白血病约占全部儿童恶性肿瘤的1/3，分为急性和慢性两类。急性白血病起病急、病程短、发展快，以发热及关节、胸骨疼痛为主要表现；慢性白血病起病缓、病程长，以皮肤苍白、发热、乏力、爱出汗、没精神、体重减轻为主要表现。儿童白血病多为急性白血病。

1. 病因

（1）遗传因素

白血病不属于遗传性疾病，但与遗传有关。至今已发现 200 多种与白血病有关的遗传学改变。

（2）感染因素

儿童被逆转录病毒感染后，逆转录病毒 RNA 上的病毒癌基因在转导过程中截断了儿童自身的癌基因或使其畸变，使得儿童体内癌基因的癌变潜力被激活，导致白血病发生。

（3）物理、化学因素

电离辐射、放射线、核辐射等可对染色体造成直接损害，致使遗传信息发生突变，造成癌基因突变或免疫系统功能受损，诱发白血病。苯及其衍生物、氯霉素、保泰松及细胞毒药物等也可诱发急性白血病。

2. 心理特点

（1）疑惑

白血病患儿早期表现多为面色苍白、精神不振、乏力，少数表现为发热、关节疼痛。因上述症状就诊时，患儿往往意识不到疾病的严重性，对父母带其到各级医院反复检查、证实的举动感到疑惑。

（2）心境恶劣

白血病对确诊后的患儿是一种强烈的心理刺激。较大的儿童易产生震惊、否认、焦虑、悲伤、易怒的情绪。年幼的儿童由于认知水平较低，自身无法意识到疾病的严重性，但疾病会使其感到身体不适，从父母及医护人员的表情中可以感受到不同的气氛，从而产生困惑、疑虑和痛苦。此外，长时间在医院里接受治疗的白血病患儿，被迫离开熟悉的环境，也易产生不愉快的情绪和孤独感。

（3）娇气、任性

父母常给予患儿更多的特殊照顾，孩子很快适应这种新的地位，长此以往易导致娇气、任性，表现为对疼痛敏感、情绪不稳定、好争吵等。

（4）不安、恐惧

因长期打针服药，身体受到管束，活动受限甚至要隔离，患儿常常担心被伤害，感到混乱和不知所措。1 ~ 3 岁患儿表现为哭闹烦躁，常要求到病房外面。3 ~ 6 岁患儿在被迫接受治疗时会对医院产生厌恶和不安，害怕与亲属分离。学龄儿童在病友病情加重或死亡时，易出现不安和恐惧。

（5）自卑

长期服用药物会导致满月脸、体形改变、脱发、恶心、呕吐等不良反应和并发症，会对患儿的情绪造成影响。年龄较大的患儿，尤其是女孩，常因外形的改变感到自卑，羞于见同伴，甚至不愿回学校学习。部分患儿对治疗产生厌恶情绪，不愿配合治疗。

（6）悲观、焦虑、抑郁

随着病情迟迟不能缓解或缓解后又复发，患儿意识到白血病的难治性，从而感到悲观。诊疗带来的痛苦和高昂的费用，易使患儿产生焦虑和抑郁情绪，甚至产生自杀的念头。部分学龄儿童担心长时间住院影响学业，也易产生焦虑情绪。

3. 心理照护措施

（1）创造良好环境

为患儿布置适应其心理特点的病房，如在病房墙壁上挂儿童喜欢的卡通人物和图画，设置一些玩具，酌情安排游戏、学习等活动，以减少对患儿的不良刺激，改善患儿的住院体验，减轻其内心不安的感觉。避免将患儿与病情严重、濒临死亡的患儿安排在同一病房内，以减少恶性刺激。

（2）疏导负面情绪

热情对待新患儿，将患儿介绍给同病房的小朋友，消除患儿对新环境的陌生恐惧感。给患儿留陪护人，使其在心理上得到安全、依恋的保障，以减轻患儿的恐惧。

多与患儿交流，可向患儿介绍其他病情好转的患儿、医学技术的发展，提升患儿战胜疾病的信心，帮助其克服或减轻悲观、焦虑、抑郁的情绪。当白血病患儿对自己的状态产生疑惑时，要真诚、耐心地解释，使其了解白血病的基本性质、致病原因、症状表现、治疗方法与预后等。鼓励患儿积极、主动地配合治疗，以争取最好的治疗效果。当患儿需要接受注射、骨穿、输血等操作时，提前向患儿做好解释工作，必要时做安全暗示保证，以减轻或消除患儿的恐惧心理。鼓励患儿以自己的方式表达患病的感受和想法，疏导患儿内心的负面情绪，提高他们战胜疾病和困难的信心和勇气。

（3）鼓励参与社交

鼓励患儿尽可能地与父母、同伴接触。在自由探视时间，允许亲人、同伴、老师探访，让患儿感受到多方的支持，减少患儿的社会孤独感。

（4）给予健康教育

患儿确诊初期，家长的心理障碍最严重。照护者应关注患儿家长的心理变化，倾听家长的顾虑，给予更多的理解和指导，使其接受不幸的事实；提供有用的信息，使家长了解治疗过程中可能出现的问题，以提高家长的心理承受能力；指导家长尽量不在患儿面前谈论病情，注意表情举止，以更好地稳定患儿的情绪；建议家长多从正面激励，满足患儿的需要。

三、先天性心脏病

案例

小娟，女，9岁，刚出生即被诊断患有先天性心脏病，上学时因疾病多次休学。周围的同学因为小娟经常生病，不愿与她玩耍。近一个月，小娟因身体原因再次休学。身体恢复后，小娟整日闷闷不乐，对周围的事情都失去了兴趣，因担心同学对她更加疏远而拒绝返校上学。

讨论

请分析小娟的心理特点。

先天性心脏病为胚胎发育时期心脏及大血管发育异常导致的心血管畸形。根据心脏受损部位，先天性心脏病可分为室间隔缺损、房间隔缺损、动脉导管未闭、大动脉错位、肺动脉瓣狭窄、主动脉缩窄等，有些患儿同时合并多种畸形，最轻者终身无症状，重者出生即出现严重症状。严重的心脏畸形者大多数在出生数周或数月后死亡，年龄越小发病率越高。随着诊疗及术后监护技术的提高，许多先天性心脏病患儿预后已大为改观。

1. 病因

（1）遗传因素

染色体易位与畸变、单一基因突变、多基因病变和先天性代谢紊乱等遗传因素均可引起先天性心脏病。

（2）先天非遗传因素

妇女妊娠早期服用抗癌药等药物，感染风疹、流感等病毒，接触过量辐射或环境污染，患有糖尿病等代谢性疾病，饮酒或吸食毒品等均可造成胎儿心脏发育异常。

2. 心理特点

（1）情绪低落、紧张

患儿因先天性心脏病导致生长发育落后、活动受限，对入托、入学产生影响，造成情绪低落、紧张等心理。

（2）焦虑、恐惧

大多数先天性心脏病患儿需住院接受复杂的术前检查，并接受心脏手术治疗，术后需入住 ICU 数天，病情平稳后方可返回普通病房。在这个过程中，患儿易出现焦虑、恐惧等情绪。

3. 心理照护措施

（1）建立良好的护患关系

为患儿提供阳光充足、空气清新、清洁整齐、安静舒适的环境。对患儿关心爱护、态度和蔼，根据患儿的年龄、理解能力和词汇掌握程度选择恰当的语言进行交流。对于 1 岁以下的患儿可常到床边逗弄、抚摩患儿；对于 1 ~ 3 岁的患儿，尤其是经历过治疗的患儿，一定要有耐心，避免大声呵斥或说话，消除患儿的恐惧心理；对于 4 ~ 6 岁的患儿，可陪患儿做游戏、讲故事等，建立好感及信任；对于 6 岁以上的患儿，应多交流沟通，讲清道理。若患儿存在语言交流障碍，可面带微笑地触摸患儿额头及身体，让患儿用点头、摇头、摆手等回答，或用纸笔写字画图进行交流，以建立良好的关系。

（2）消除负面情绪

向患儿讲解疾病的有关知识，细致了解患儿悲观恐惧的原因，向患儿介绍医学技术的进步及同类疾病治愈的案例，帮助患儿消除紧张心理，克服悲观情绪，增强治愈信心。对于 2 ~ 5 岁的患儿以诱导鼓励为主，多表扬主动配合治疗的患儿，鼓励不合作的患儿向其学习；对于 6 ~ 11 岁的患儿，可耐心解释，对其表现的合作与进步表示赞扬；对于 12 ~ 16 岁的患儿，应避免不必要的暴露。

(3) 给予健康教育

了解家长是否因检查和治疗过程复杂、风险大、预后难预测、费用高等原因出现焦虑恐惧情绪，耐心地向家长介绍近年来先天性心脏病诊疗技术的发展，增强家长治愈疾病的信心。向家长耐心解释病情，解答家长的疑问，指导家长进行患儿的日常护理，耐心做患儿的思想工作，并根据患儿病情建立合理的生活制度，帮助患儿调整心理状态至最佳水平。

案例分析

(1) 小娟因病多次休学。(2) 近一个月因身体原因再次休学，身体恢复后，小娟闷闷不乐，对周围的事情失去兴趣，拒绝返校。

先天性心脏病多导致患儿生长发育落后、活动受限，对入托、入学产生影响。小娟因身体原因多次休学。由于反复休学，小娟与同学的交流机会减少，同学不愿与她玩耍。此次生病后，小娟因担心同学对她更加疏远而拒绝返校上学。目前小娟的心理特点主要为情绪低落、紧张。

四、癫痫

癫痫指由不同原因引起的大脑神经元突发性异常放电，导致突然发作的短暂大脑功能障碍，俗称“羊角风”或“羊癫疯”。癫痫发作表现为全身性或局部的抽搐、意识障碍、精神行为异常等。儿童的癫痫具有多样性、易变性、顿挫性、不典型性、易诱发等特点，对智力发育影响较大。

1. 病因

(1) 原发性癫痫

原发性癫痫，又称特发性癫痫，是指病因不明、未能确定脑内有器质性病变者，主要与遗传因素有关。饥饿、过饱、劳累、情感冲动等因素可诱发癫痫发作。

(2) 继发性癫痫

继发性癫痫，又称症状性癫痫，主要包括以下七类。

1）先天性脑结构发育异常

细胞源性疾病、组织源性疾病、器官源性疾病等导致的先天性脑结构发育异常是引起儿童癫痫的重要病因。

2）产伤

儿童出生时发生的严重窒息、颅内出血等可能造成癫痫。

3）感染

儿童出生后各种感染，在急性期可能会导致癫痫发作。原发疾病治愈后，癫痫发作还会出现。此外，脑寄生虫感染也可引起癫痫反复发作。

4）脑外伤

脑外伤患者往往在受伤后数月或数年后出现癫痫。

5）颅内占位性病变

脑肿瘤、慢性硬膜下血肿、脑结核瘤等可导致癫痫发作。

6）疫苗接种

对于少数特异体质的患儿，在注射狂犬疫苗、乙型脑炎疫苗、流行性脑脊髓膜炎疫苗时会出现癫痫症状。

7）其他

药物中毒、一氧化碳中毒、放射性损害等均可引起癫痫。

2. 心理特点

（1）消极、自卑

患儿在日常生活中受到周围环境的影响，如听到他人提及癫痫发作时牙关紧闭、口吐白沫、四肢僵硬等难堪的表现，认为自己是不受欢迎的人，造成消极、自卑的心理。此外，病情的反复发作、家人的焦虑厌烦，也会使患儿感到低人一等、无脸见人。当症状严重时，患儿由于给家人带来不利影响而感到自责。当家人无法为患儿提供必要的关心和安慰时，患儿将变得消极、自卑、孤僻，不愿与人交往。

（2）恐惧、焦虑

患儿对癫痫发作存在恐惧心理，担心疾病对身体有伤害，也担心疾病发作的状态会影响自身的形象。患儿需要长时间服用药物，但由于癫痫病情易反复、病程长，常用药物副作用多，导致患儿对长期服用抗癫痫药物感到害怕，产生抗药心理。

(3) 悲观、冲动

癫痫长期反复发作，不仅使患儿受到病痛的折磨，还易导致患儿自我实现需要受挫，容易产生悲观失望情绪，感到烦恼、自制力下降，易出现发脾气、吵闹、骂人、摔东西等攻击行为。

(4) 累赘、厌世

部分家长因担心患儿发作，整日将其锁在家中，导致患儿产生自己是多余的人、对家庭和社会是累赘的心理，容易产生悲观厌世的情绪，严重者可能出现自杀的举动。

3. 心理照护措施

(1) 疏导负面情绪

照护者应紧密关注患儿的心理需求，关心体贴他们，帮助患儿恢复正常心理，树立战胜疾病的信心。鼓励患儿参加力所能及的体育活动和社会活动，增强患儿的自我意识和独立能力。培养患儿良好的生活习惯，避免单独进行登高、游泳等有危险的活动，避免长时间看电视、打游戏，保证充足的睡眠和休息。

(2) 消除抗药心理

针对不同的情况，向患儿及家长详细说明病情和用药原则，如以形象化的语言告诉患儿及家长服药是给脑细胞穿上盔甲，规律服药是盔甲稳定、持久的保障。让患儿及家长了解长期规律用药的重要性，消除抗药心理。

(3) 给予健康教育

家庭成员与患儿的交流最密切，情感交流机会最多，家庭的理解与支持是患儿康复的关键。指导家长正确对待患儿，引导患儿参与家庭生活，使其感受到自己在家庭中的地位和责任，感受到亲人的关爱和期望，帮助患儿改变自己是家庭累赘的心理，增强其面对生活的勇气，改变其担心疾病复发的不安状态。

思考与练习

1. 简述小儿遗尿症的心理特点及心理照护措施。
2. 简述白血病患儿的心理照护措施。
3. 简述先天性心脏病患儿出现情绪问题的原因以及可采取的心理照护

措施。

4. 案例：小丽，12 岁，2 年前被确诊为癫痫，一直服用抗癫痫药物。小丽的病情一直反复，近半年来开始变胖。小丽认为服药导致变胖，开始自行停药，拒绝服用抗癫痫药物。

请分析小丽的心理特点，并说明应该如何进行心理照护。

提示：结合癫痫患儿的心理特点及心理照护措施进行分析。

模块六

老年病人的心理照护

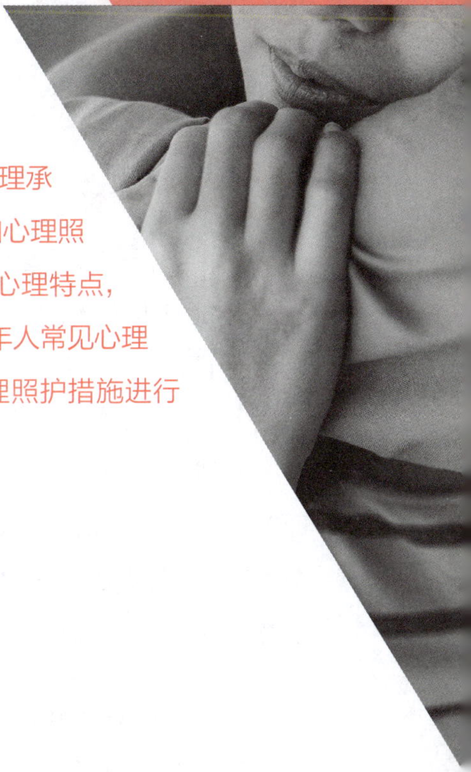

随着年龄的增长，老年人在遇到挫折时，其心理承受能力大幅下降。老年人长期缺乏心理自主调适和心理照护会影响身心健康。本模块围绕老年人常见的心理特点，介绍老年人认知、情绪和人格变化，并对老年人常见心理问题和精神障碍的病因、心理特点和心理照护措施进行讲解。

课题一
老年人的心理特点

能力目标

- 能分析和辨识老年人的认知变化。
- 能分析和辨识老年人的情绪变化。
- 能分析和辨识老年人的人格变化。

人到老年，生理上系统功能减退，心理特点发生变化，在一定程度上影响着心理健康。患有阿尔茨海默症、高血压、冠心病、高血脂等疾病的老年人，易产生不同程度的认知改变、焦虑情绪、自我贬低等心理障碍。本课题就老年人的心理特点展开论述，帮助照护者为老年人提供更多的关爱、理解和尊重。

一、老年人的认知变化

认知过程是指人脑对外界信息进行接收和加工，转换为内心活动，支配外在行为的过程，包括感觉、知觉、记忆、注意、思维、想象等。由于大脑功能退化、脑部疾病等原因，老年人认知改变较大。

1. 老年人感知觉的变化

感觉和知觉，简称感知觉，两者密不可分。感觉是知觉的基础，知觉是感觉信息加工后更高层次的认知。随着年龄的增长，老年人感觉器官的敏感程度下降，容易出现老花眼、老年人远视、听力下降、嗅觉敏感度降低等现象。此外，老年人感知事物并做出反应的速度减慢。

2. 老年人记忆的变化

老年人脑功能有衰退趋势，常出现精神易兴奋或易疲劳等类似神经衰弱的状况，以精神疲劳为主、躯体疲劳为次，出现紧张、压抑、苦闷、头脑昏沉等现象。脑功能衰退导致老年人记忆功能减退。老年人记忆能力下降伴随学习能力下降，具体表现如下：

（1）保持长时记忆的能力大于短时记忆。老年人保持经过编码储存的超过 60 秒的长时记忆比 60 秒以内的短时记忆更容易。

（2）远事记忆比近事记忆好。老年人回忆与联想增多，留恋过去的时光，对过去事物的记忆较近期接触的事物更深刻。

（3）有意记忆比无意记忆好。老年人应用有意记忆，即带有目标性或使用一些记忆小窍门来记忆事物，有利于记忆的保持和再现。

（4）机械记忆的保持不及逻辑记忆。老年人不擅长死记硬背，相对更容易记住有逻辑的内容。

（5）记忆内容杂乱。老年人记忆的内容容易混乱，计划转眼可能忘记实施。

3. 老年人思维的变化

老年人的思维能力明显减退，进而导致言语和行为的改变。一方面，老年人的理解能力下降，反应速度减慢，言语不够流畅，甚至词不达意；另一方面，老年人容易以过往的经验为判断基础，在解决问题时有行为倾向性，而且较难改变其意愿。

二、老年人的情绪变化

案例

李某，男，70 岁，退休干部，住在养老院，个性孤僻。照护者为李某整理床铺和橱柜时，老人总是有不满的情绪，并对照护者说：“房间很好，不需要打扫和整理，你们不要总是动我的物品。”可是转眼再见到照护者时，李某态度温和，丝毫没有之前的不满情绪。李某最近食量减少，常有便秘现象。他怀疑自己患有癌症，向子女反映了情况，但子女表现十分淡漠，因此老人经常独自叹气，也听不进照护者的劝慰。

讨论

李某的情绪状况如何？

1. 老年人情绪的特点

（1）情绪易变

老年人情绪变化快，表现为情感幼稚化或情绪不稳定，自控能力下降，言语行为偏向幼稚，被称为“老小孩”。

（2）情感和行为易受暗示

老年人注重身体健康，易出现疑病心理，尤其是老年女性易受外界的暗示而出现从众心理。

（3）易出现负面情绪

老年人容易出现孤独、老化、抑郁、焦虑等负面情绪。

（4）计较得失

有的老年人过于计较个人得失，如资产方面的赢利与亏损。

2. 老年人常见的消极情绪

（1）孤独情绪

孤独情绪是指成年人进入老年期不得不面对各种物质、精神要素的缺失而产生的一种负面情绪。易感孤独的老年人群有空巢老人、离退休老人、独居老人等。亲人离世，子女异地工作，社会交际减少，长期疾病困扰等均增加了老年人的孤独感和脆弱感，具体有以下表现。

1）情绪方面

老年人表现为消极、落寞、忧愁、执拗，觉得自己给家庭和社会增添了负担。

2）饮食方面

老年人摄入食物量逐渐减少且食物种类不均衡，常伴有便秘和深度睡眠减少的现象。

3）语言方面

部分老年病人表现为生病后不愿与家人、朋友、邻里等谈及相关的话题，隐藏自己的真实想法。

4）行为方面

老年人人际交往减少，偏向于守旧，如喜欢吃同样的食物，穿同样的衣服，住原有的房子，不愿改变家具装饰，对外界新鲜事物的兴趣降低，娱乐活动减少等。

（2）老化情绪

老化情绪是指老年人由于心理及生理功能衰退而产生的一种精神反应。老化情绪会影响到老年人的生理功能及身体抵抗力，进而加速老年人的衰老，促使疾病发生。

由于身体和心理的老化，老年人易对生活丧失兴趣，觉得自己年纪大了，对社会的用处小了，成为子女的负担，这些不良情绪会因子女的淡漠或过分照料而加重。

案例分析

李某情绪不稳定，以自我为中心，不喜变化，看重自身资产，伴有孤独情绪和老化情绪。

3. 老年人不良情绪的应对

（1）倡导健康的生活方式

老年人要采取正确的生活方式，在主观上学会独处。首先，可以根据老年人的兴趣爱好，充实老年人的空闲时间，安排散步、打太极拳、唱歌、种菜等身体力行的活动；其次，可以让老年人听广播、看报、写字，保持大脑的活力；此外，可以教老年人新技能，如使用智能手机，使用新的厨具设备等。学习新的技能有助于老年人适应新的生活方式，可以激活老年人的记忆和思维能力，转移注意力，改善不良情绪。

（2）促进人际沟通

在家庭关系上，一方面，帮助老年人提高沟通的技巧，使老年人学会适度地向子女求助；另一方面，与老年人的家人沟通，侧面了解老年人的性格、生活习惯、爱好等，同时普及老年人生理和心理变化知识，使家人体谅老年人。在社会关系上，鼓励老年人多参与社会活动，改善其孤独感。

（3）践行“积极老龄化”理念

宣传“积极老龄化”理念，鼓励老年人根据自己的实际情况，如家庭状况、经济能力、身体状况，为自己设定生活目标，提高生活质量，主动为家庭、社区、国家做出力所能及的贡献。

三、老年人的人格变化

1. 老年人人格倾向性的变化

（1）易产生不安全感

老年人常伴有不安全感，主要表现在经济条件和身体健康状况两个方面。一方面，老年人常有对生活、照护和医疗方面经济保障的担忧；另一方面，老年人身体各器官逐渐老化，患病率上升，常担忧自己的身体状况。

（2）渴望归属与爱

老年人的子女长大各奔前程，老伴离开人世，人际交往减少，老年人的归属和爱有所缺失。老年人更需要他人的关爱和照顾，对家人、医生、照护者的依赖性不断增强，其人格特质也在病人角色中逐渐转变为以自我为中心。

（3）渴望得到尊重

老年人虽然年纪大了，但是仍有劳动的需要。大多数老年人已退休，工作能力无法展现，也很少再得到别人对自己工作的赞许和认可，容易产生自卑感和虚弱感。

2. 老年人人格心理特征的变化

（1）气质

人格稳定性较高，老年人除非生活发生了重大变故或心理受到创伤，一般不会有显著的改变，而且随着年龄的增长受外界影响越来越小。经过大半辈子，老年人已经塑造了稳定的人生观和世界观，较难受外界影响而变化，在思想上固执保守，有时虽未反对外界的建议，但是内心并不动摇自己的想法，在处事上欠灵活，处理问题不会变通。

（2）能力

智力是人格心理特征中一般能力的体现，可分为流体智力和晶体智力。流体智力随着神经系统生理功能的成熟而不断提高，由于年龄的老化而慢慢减退，所以老年人的知觉速度、运算速度、机械记忆等较早减退。晶体智力，如联想力、学习的技能、推理能力等，随着老年人年龄的增长变化不大，直到 70 岁以后才开始缓慢退化。

（3）性格

老年人长期拥有一家之长的尊严和地位，容易以自我为中心，当生活环境发生重大变故时，往往心力交瘁，容易一蹶不振。老年人性格趋于内向，甚至孤僻多疑，易出现狂妄自大和自轻自贱的极端情况。老年病人长期处于需要被照顾的病人角色，变得消极孤僻、沉默寡言，原本大度包容变得斤斤计较，有的老年人可能因疾病引起脑功能减退或心理变化，在感受到一点高兴体验后就不能自控，表现得像“老小孩”。

3. 老年人自我意识的变化

大多数老年人在退休后选择居家养老，离开了原有的人际圈子和角色定位，原有的人生价值和社会地位丧失。老年人的身体逐渐衰退，客观的身体条件未能满足主观的自我要求，自我体验感下降。有的老年人过分追忆和向往退休前的生活，对现实生活过分沮丧和失落，陷入自卑情绪中，导致人格障碍。

思考与练习

1. 简述老年人常见的认知变化。

2. 简述老年人常见的情绪变化。

3. 简述老年人常见的人格变化。

4. 案例：董女士，女，90 岁，重度认知障碍。前些天，董女士搬去养老院，来到陌生的环境后，表现出对床的极度排斥，常常很晚睡，很早就醒了，或者半夜睡不着来回走动，偶尔吓到其他老年人。照护者既担心老人半夜行走跌倒，又怕她睡眠质量差影响身体健康。

照护者应该如何解决董女士的问题？

提示：老年人存在认知障碍，可通过设置情境再现老年人熟悉的生活情景，唤起老年人的回忆，继而稳定老年人的情绪。

课题二
老年人常见心理问题的照护

能力目标

- 能分析离退休综合征、空巢综合征、高楼住宅综合征的原因。
- 能辨识离退休综合征、空巢综合征、高楼住宅综合征的心理特点。
- 能对患有离退休综合征、空巢综合征、高楼住宅综合征的老人进行心理照护。

本课题介绍了离退休综合征、空巢综合征、高楼住宅综合征的病因，并对离退休综合征、空巢综合征、高楼住宅综合征的心理特点和心理照护措施进行了介绍。

一、离退休综合征

案例

孙某，男，65 岁，退休已有 2 周，还是和以前一样按时起床，有时习惯性地拿起公文包准备去上班，被老伴叫住后才想起自己已经退休。孙某退休后与同事见面的机会少了，整天在家无所事事。近日，孙某心情烦躁，容易失眠，饭量也减少了，还经常和老伴因鸡毛蒜皮的小事发生争执。孙某的女儿有了自己的小家庭后总说自己忙，没时间回娘家看看。因此，孙某常感叹自己老了，亲人都不把自己当回事了。

讨论

孙某的心理健康状况如何？

离退休综合征是指老年人在离退休后出现的悲哀、焦虑、抑郁、恐惧等消极情绪，或对新的生活方式、生活环境和社会角色适应不良而引起的心理障碍。这种心理障碍会损害身体健康，引发其他心理疾病。

1. 原因

（1）个性特征

患有离退休综合征的老年人在气质上偏向于黏液质或抑郁质。他们在离退休前兢兢业业、恪尽职守，离退休后情感不外露，易伤感。易患离退休综合征的老年人通常性格内向、固执己见，甚至专横跋扈，离退休后情绪容易走向极端。

（2）角色改变

部分老年人在离退休前未做好充足的离退休思想准备，离退休后不适应角色改变，造成归属感、价值感、满足感等缺失，无奈感、无用感、无望感等负面情绪增加，继而导致身心功能失调。

2. 心理特点

（1）无奈感

老年人到了离退休年龄时，习惯了工作状态，觉得自己能继续工作，不愿意退休，但因为年龄不得不退休，感到无可奈何。

（2）无用感

离退休前，老年人拥有自己的事业，受人尊重；离退休后，落差巨大，老年人会觉得自己无用，丧失了对社会的贡献能力。

（3）无望感

若老年人一味沉湎于过去的工作，没有开启新的生活方式，容易对自己的晚年生活感到失望，情绪低落、愁闷、沮丧，逐渐不愿与人交往，也失去了原有的兴趣爱好。

（4）无助感

离退休前，老年人和同事之间会有工作和生活上的交流，离退休后，原有的人际圈变小了，老年人容易感到无助、百无聊赖。

案例分析

孙某不适应退休生活，在行为上向往工作，身体上表现为食欲下降，睡眠质量差，情绪不稳定，易急躁发怒，又自卑多疑。判断孙某患有离退休综合征。

3. 心理照护措施

（1）疏导负面情绪

照护者熟悉老年人的家庭、原有工作、生活环境等基本情况后，要帮助老年人从心理层面接受离退休，明白离退休对社会和个人均有积极的意义，改变老年人的无奈感。

（2）倡导健康生活方式

对于即将离退休的老年人，可适当减少工作量，做好离退休的思想准备，提前憧憬离退休的生活状态。对于已经离退休而尚未适应的老年人，照护者要帮助老年人正确地认识自己，悦纳自己，增强自信心。照护者应该帮助老年人寻找理想的生活方式，也可鼓励老年人参加社会活动，继续发挥余热，可以为儿女分担家务，可以为社会做贡献，改变老年人的无用感。照护者应该发掘老年人的兴趣爱好，提供养花、下棋、作画、唱歌、跳舞等适合老年人的娱乐活动，鼓励老年人寻找快乐，改变老年人的无望感。

（3）鼓励参与社交

耐心倾听老年人的忧愁，帮助他们宣泄不良情绪；鼓励老年人走亲访友，维持友好情谊；鼓励老年人扩大人际交往，缓解无助感和孤独感。

二、空巢综合征

案例

林女士，70岁。下面是她的自白：今天是女儿的生日，我犹豫了很久给她打电话。她似乎很忙，没说几句就挂了。女儿已成家多年，由于工作和家庭的原因很少回来。我只能对着老伴的遗照，询问女儿何时能来看我，询问是不是以前没能给女儿足够好的物质保障，女儿才会疏远我，询问老伴在天堂是否想念我。一个人吃饭、一个人睡觉、一个人傻傻坐在屋子里。我今天觉得心慌、头晕，好一阵子才反应过来原来自己低血糖了，还好有女儿给我买的一箱糖，我一直舍不得吃，到现在还有半箱。

讨论

林女士的心理健康状况如何？

空巢综合征指老年人无子女或与子女分居而出现的孤独、伤感、空虚等一系列心理失调症状。空巢既指单身家庭的老年人，又指老年夫妻二人家庭，其中独居老人在物质支持、日常照护、医疗保障、精神寄托等方面出现的问题更为严峻。

1. 原因

（1）个性特征

患空巢综合征的老年人通常性格内向，不爱与人交往，兴趣爱好少，需要情感寄托，看待问题的眼光偏向局部、消极。这些个性特征使得老年人在空巢后，较难适应新的生活状态。

（2）传统思想

中国人普遍有养儿防老的思想，而这种思想是空巢老人情绪消沉的根本原因。老年人希望儿女能经常探望自己，生病时有儿女陪伴照料，经济困难时有儿女反哺。儿女可能由于家庭观念淡薄、忙于事业、与老人存在沟通障碍等原因无法满足老年人渴望回报的需求，老年人易产生失落、孤独、沮丧等负面情绪。

2. 心理特点

（1）认知障碍

多数老年人认为自己没有担当好为人父母的角色，对子女的照顾和关爱不够，而产生自责倾向。部分老年人认为子女不够孝顺，不懂得回报父母。一些空巢老人原有一些慢性疼痛疾病，容易受情绪影响而加重疼痛感，从而大大降低了老年人的生活品质。

（2）情感障碍

在子女小时候，家长是家庭的保护伞，工作生活紧张。子女长大离家后，家长卸下养育子女重担，进入松散的生活状态。空巢老人一时无法适应这一改变，易感觉精神空虚，继而百无聊赖、烦躁不安。老年人与子女的联系因距离而疏远了，同时与他人的社交活动也相应减少。丧失生活目标的老年人，自我意识出现偏差，无用、无助、被遗弃的感觉增强。

案例分析

林女士独自居家养老，缺少亲人的陪伴，患有低血糖，有悲伤、孤独、抑郁情绪。判断林女士患有空巢综合征。

3. 心理照护措施

（1）疏导负面情绪

与老年人沟通，帮助老年人正确分析产生空巢情绪的原因，使老年人明白自己年轻时成立小家庭后也和父母的距离远了，推己及人，子女长大后也需要有自己的生活。赞赏老年人将子女培养成社会的有用之才，聆听老一辈的人生经验，提高老年人的自豪感，帮助其重拾信心。

（2）给予家庭支持

照护者要积极与老年人的子女沟通，使他们充分认识到老年人生理、心理上的变化及遇到的问题，加强与父母的沟通交流，如尽可能地与父母生活在一起，或经常去探望父母，适度与父母聊聊生活和工作的情况，善于发现并及时满足老人生活上的需求。对于空巢老人，尤其是单身老年人和新入住养老机构的老年人，情绪易受外界影响，需要子女给予更多的精神安慰和生活关爱。

（3）鼓励参与社交

鼓励老年人合理安排自己的时间和精力，培养兴趣爱好，适当参与社会活动，充实生活。对于单身老人，可以结合其个人意愿争取再婚。

三、高楼住宅综合征

高楼住宅综合征是由于老年人长期居住在高层住宅里引发的生理和心理上的失常反应。

1. 原因

（1）居住环境

老年人性格趋于守旧，不愿意走出去结交新朋友。高层闭合式住宅一门一户的结构设计，使老年人无法以原有的方式结交新朋友。

（2）气候改变

冬春季节气候寒冷，老年人不愿意外出活动，长此以往易导致情绪、行为、生理等方面的反常。

2. 心理特点

（1）性情孤僻

老年人长期居住在高楼，与外界接触少，易产生孤独感。长期的孤独情绪使老年人的性情变得孤僻，情绪不稳定，没有耐心。

（2）渴望关爱

有的老年人性情孤僻不合群，但是内心仍然渴望与同龄人交流，渴望与子女和谐沟通，然而常常因适应能力差、沟通技巧不足，与他人关系紧张。

3. 心理照护措施

（1）疏导负面情绪

照护者要多从精神层面上关爱老年人，与老年人多沟通，倾听老年人的想法，多陪伴老年人，帮助其改善不良情绪。照护者要与老年人子女沟通，促进老年人与子女的沟通，减少老年人不良情绪的诱因。

（2）倡导健康生活方式

照护者应帮助老年人改善并适应居住环境，建议老年人适当增加蛋白质和新鲜蔬果的摄入，或者经常下楼进行户外活动，呼吸新鲜空气，增强身体素质。

（3）鼓励参与社交

照护者应鼓励老年人培养兴趣爱好，多参与社会活动，学会自我调适，丰富自己的生活。照护者可积极为老年人构建交流平台，如组织读书、绘画、唱歌、垂钓等活动供老年人选择参与。

思考与练习

1. 简述患离退休综合征老年人的心理特点。

2. 简述患空巢综合征老年人的心理照护措施。

3. 简述患高楼住宅综合征老年人的心理照护措施。

4. 案例：王某，男，65 岁。王某曾担任厂里的领导，退休后每天在家无所事事，白天不愿意出门，晚上睡不着觉。王某目光呆滞，弯腰驼背，面色枯黄，简直像变了一个人。

请分析王某主要存在哪些方面的心理问题。

提示：老人从长期从事紧张又规律的职业生活突然转变为轻松自在的空闲生活，经济收入、社会地位、人际往来等改变，易使老人产生心理压力，导致失眠、精神不振。

课题三 老年人常见精神障碍的心理照护

能力目标

- 能分析患有抑郁症、焦虑症、痴呆症的老年人的病因。
- 能辨识患有抑郁症、焦虑症、痴呆症的老年人的心理变化。
- 能对患有抑郁症、焦虑症、痴呆症的老年人进行心理照护。

精神障碍是指人的精神活动，如认知、意志、情绪情感、自我意识等出现不同程度的障碍。常见的精神障碍有恐惧病、焦虑症、抑郁症、痴呆症、强迫症等。本课题介绍了老年人抑郁症、焦虑症、痴呆症的病因，并对患抑郁症、焦虑症、痴呆症的老年人的心理变化和心理照护措施进行了介绍。

一、抑郁症

案例

吴某，女，72岁，丈夫半年前意外去世了。半年来，吴某白天很少说话，晚上难以入睡，双眉紧锁，面容愁苦，一干活就觉得累，干活很慢，也不觉得饿，不想吃饭，半年下来体重减少了5公斤。原来觉得看报听书是快乐的事，现在看报觉着心累，听到声音觉着心烦。

讨论

吴某心理健康状况如何？

抑郁是精神障碍的主要类型，又称抑郁障碍，是一种常见且高治愈率的疾病。

抑郁的临床特征表现为显著且长久的情绪低落，常见为轻度抑郁，若不及时就诊，会降低生活质量，甚至增加身心疾病的患病风险，严重者后期有自杀倾向。

1. 原因

（1）生物学因素

精神障碍的发生和发展受神经递质的改变和对应受体功能的变化影响。抑郁可能与神经内分泌功能失常有关。

虽然无充足的证据证明抑郁是一种遗传性疾病，但有研究表明，若亲属患有抑郁，则其患抑郁的概率是一般人群的 10 ~ 30 倍，且血缘关系近的患病概率更高，年龄越小受遗传因素影响发病的概率越大。

（2）心理因素

大多数老年人自我评价低，情感脆弱，有强烈的自卑感，具有较强的依赖性和被动性，这些容易促发心理应激，使老年人出现情绪反应障碍，如悲伤、恐惧、空虚等。

（3）社会因素

负面生活事件与抑郁的关联较大。负面生活事件，如离婚、离退休、社会地位下降、亲人患病或死亡等，易诱发抑郁。在经历危及生命的事件后，会增加产生抑郁的危险。此外，抑郁与负面生活事件的发生频度有关，病人在发病前经历的生活事件比正常人多，大部分病人因频繁的负面生活事件诱发抑郁。

2. 心理变化

（1）认知过程改变

抑郁症老年人在思维方面表现为反应呆滞，联想缓慢，思考问题费力，回答问题反应木讷且语速显著下降，很少主动交谈，在记忆方面表现为记忆力显著下降，但记忆力可随着病情的改善而好转。

（2）抑郁情绪突现

抑郁症老年人在情绪上表现为持久的愁眉不展、郁郁寡欢、度日如年、悲观厌世等，通常这种抑郁情绪昼重夜轻，晨起最严重，多数抑郁症老年人伴有焦虑和亢奋，焦灼和忧心，既担忧自己的健康又害怕亲人遭遇不幸。此外，抑郁症老年人对事物提不起精神，甚至连原有的兴趣爱好也会逐渐失去，对生活和前途失去憧憬甚至感到绝望，对自己感到无比失望。

（3）意志品质变化

抑郁症老年人意志品质显著减弱，表现为不愿说话，不愿做事，不愿与人交往等，对生活失去热情，丧失乐趣，闭门不出，疏远亲友，总觉得疲惫，甚至不能自理日常生活。老年人抑郁发作时可表现为意志增强，最令人担忧的是出现自杀行为或反复企图自杀。少数企图自杀的抑郁症患者一反常态，不会展现自己的痛苦感受，反而故作坚强以逃避照护者和家属的注意，隐蔽地开展自杀计划。

（4）自我意识障碍

抑郁症老年人存在自我意识障碍。一方面，抑郁症老年人情绪持久低落，失去了对生活的向往，容易自我贬低，认为自己无用，只会成为家庭和社会的负担。另一方面，伴随着老年人生理变化，一些躯体不适症状接踵而至，抑郁症老年人容易产生疑病心理，过分担忧躯体疾病，强烈要求就医检查，同时又不信任医学检查结果，指责医生不负责，甚至出现幻听、妄想症状。

案例分析

吴某长期心情低落，兴趣丧失，存在思维障碍、睡眠障碍、饮食障碍、意志行为障碍。可初步判断吴某患有抑郁症。

3. 心理照护措施

（1）疏导负面情绪

照护者需主动与老年人建立良好的信任关系，及时跟进了解老年人的生活变化。对于负面生活事件，照护者可鼓励老年人合理宣泄不良情绪，引导老年人正确认识其负面想法，帮助其阻断负向思考，增加正向看法，鼓励老年人接受专科医院给予的药物治疗或心理治疗，正确看待抑郁，不要讳疾忌医。

（2）倡导健康生活方式

在饮食方面，照护者应鼓励老年人多吃蔬菜水果，少吃油腻和淀粉类食物；在睡眠方面，为老年人营造舒适的睡眠环境，助其养成有规律的睡眠习惯；在日常行为方面，鼓励子女给予老年人更多精神上的关爱，帮助老年人树立合理的目标，鼓励老年人适当参加体育锻炼和娱乐活动。一些抑郁症老年人有自杀倾向，照护者平时要保管好剪子、绳子等危险物品，及时探查老年人情绪变化和反常行为，防范其发生自杀行为。

（3）鼓励参与社交

为老年人搭建社交平台，增加其与外界接触的机会，引导其人际沟通、问题处理的方式方法，改善被动消极的交往方式。养老机构可定期组织集体娱乐活动充实老年人的生活，避免老年人产生落寞感和被抛弃感。

二、焦虑症

案例

赵某，男，67 岁，退休前是机关单位职工，退休后与老伴共度晚年。最近，赵某总觉着胸闷、口干，并伴有胃部不适和腹痛、腹泻症状，去医院进行各项检查结果未见异常。赵某整日紧张不安，反复换医院检查，检查结果仍未见异常。尽管如此，赵某还是心烦意乱，白天不能静坐，常因小事向老伴发脾气，晚上难以入睡。

讨论

赵某出现了什么心理健康问题？

焦虑症，全称焦虑性神经症，其主要特征表现为与现实情况不相称的过度紧张、焦虑、恐惧，伴有运动不安和自主神经系统症状，是一种易治疗但识别率低的心理疾病，可分为广泛性焦虑障碍和惊恐障碍。广泛性焦虑障碍与病人对繁杂的现实压力不自知或应对方式不当有关，而惊恐障碍往往发生在身体长时间劳累之后，与病人争强好胜的性格和高压快节奏的生活方式有关。

1. 原因

（1）生物学因素

焦虑与遗传因素有关，广泛性焦虑障碍受遗传的影响较小，而惊恐障碍受遗传的影响较大。惊恐障碍一级亲属患病率比一般人群高 9 倍，同卵双生子同病率约为 45%。

（2）个性特征

患不同类型焦虑症的老年人的个性特征不同。易患广泛性焦虑障碍的老年人普遍谨小慎微、自卑自惭、缺乏自信，情绪易波动，遇到微小的阻碍或身体不舒服就感到紧张、焦灼。易患惊恐障碍的老年人普遍有较强的自尊心，性格好斗、外露、不善克制，有闯劲但缺乏耐心。这两类人一旦遇到重大事件或压力激发便易得焦虑症。

2. 心理变化

（1）广泛性焦虑障碍

虽然事实上并不存在某种危险或威胁，但是患广泛性焦虑症的老年人仍觉得害怕和紧张，担心会有坏事发生，哪怕明知这是主观的猜测，还是不由自主地担忧，还伴有声音敏感、记忆力减退、注意力下降、运动性不安、精神高度警觉、情绪易激惹等表现。

（2）惊恐障碍

患有惊恐障碍的老年人，焦虑发作时因伴有显著的自主神经症状，如紧张不安、呼吸困难、心跳加快、不住地发抖等，通常十分恐慌，容易产生幻觉和妄想，极度害怕死亡而大声呼救。

案例分析

赵某表现为敏感、害怕、易激惹、易生气、坐立不安，症状持续时间长。可初步判断赵某患有焦虑症。

3. 心理照护措施

（1）疏导负面情绪

评估老年人的焦虑水平并进行心理疏导，使老年人正视焦虑，明白焦虑是一种常见的心理疾病，帮助老年人分析产生焦虑的原因并找到克服的办法。向患慢性疾病的老年人提供正确的疾病防治知识，同情、关怀、安慰他们，耐心、细致地回答老年人的问题，这些将有助于缓解焦虑。此外，照护者还可以通过音乐疗法改善老年人情绪，通过播放平静且符合老年人喜好的音乐放松心情，潜移默化地激发老年人生理、心理上的变化。

（2）给予家庭支持

协助分析老年人可能存在的家庭烦恼，帮助其子女更好地理解焦虑症，理解老年人的焦虑心态，学会与焦虑症老年人的沟通技巧，从精神上给予焦虑症老年人更多的关爱。

（3）鼓励参与社交

鼓励老年人参与一些得心应手的活动，有助于缓解焦虑。

三、痴呆症

痴呆是一种慢性的、全面的、持续的认知障碍综合征，患者在意识清楚的情形下，认知能力下降，并伴有人格异常。痴呆可分为血管性痴呆、阿尔茨海默病、路易体痴呆、额颞叶痴呆等。

1. 原因

（1）生物学因素

阿尔茨海默病作为常见的老年人痴呆症之一，目前还不完全清楚其发病机制。据统计，25% ~ 40% 的阿尔茨海默病病人有阳性家族史，这说明痴呆症可能与遗传因素有关。

（2）疾病因素

糖尿病、心律失常、房颤、高血压等心脑血管疾病与痴呆有着密切的联系，其中多灶性脑梗死是引起痴呆的常见脑血管疾病。此外，各种病原体、中毒性疾病、代谢性疾病、营养缺乏性脑病、暴力损伤脑组织、药物副作用等都可能引发痴呆。

（3）个体因素

据统计，痴呆的患病率与个体年龄、性别和受教育程度有关。随着年龄的增长，老年人痴呆的患病率每增长 5 岁约增加 1 倍，尤其是老年女性可能因雌激素分泌水平下降，患痴呆症的风险比老年男性高。此外，受教育程度高的老年人比受教育程度低的老年人痴呆症患病率低，尤其是阿尔茨海默病的发病概率大幅降低。

（4）社会因素

痴呆与病人的职业、收入水平、生活方式、社交活动等有紧密联系。痴呆的社会因素包括离退休、蓝领职业、丧偶、离婚、空巢、不参加团体活动、不良生活事件、不阅读等。这些社会因素影响老年人的认知功能、情绪情感和个性特征，进而恶化为痴呆。

2. 心理变化

（1）认识过程改变

痴呆症老年人临床表现有记忆障碍、语言障碍、思维和判断能力受损。在记忆障碍方面，痴呆症早期老年人记不住近期发生的事情，容易忘记既定的任务或约定，此时老年人自知记忆功能减退，常采取辅助措施掩饰和弥补缺陷，到了中期记忆受损严重，如记不清儿女的名字和家庭住址，到了晚期仅存片段化的记忆。在语言障碍方面，痴呆症早期老年人语言表达能力下降，到了中期语言表达困难，到了晚期语言功能严重受损，无法与人沟通。在思维障碍方面，痴呆症老年人早期表现为学习能力下降，易感倦怠、懊恼和激惹，到了中期老年人的理解、计算、判断能力严重受损，到了晚期生活完全不能自理。

痴呆症老年人由于记忆和思维的受损可能引起妄想，易出现幻觉，如电器噪声可引起幻听，光线在家具上形成的影像可引起幻视。

（2）情绪失控善变

痴呆症老年人早期情绪不稳定，羞耻感、成就感、责任感减少，随着疾病的加重，情绪失控，表现为冷漠呆滞、悲观消沉、易哭易笑、暴跳如雷。

（3）人格障碍

痴呆症老年人早期可出现人格障碍、智力衰退，有些老年人变得固执古板、谨慎多疑、斤斤计较。到了中期，老年人行为错杂，精神恍惚，常无目的地逗留，有攻击行为。随着病情的恶化，大部分痴呆症老年人噤若寒蝉，憔悴不堪，个别老年人暗自啜泣，直到成为植物人。

3. 心理照护措施

（1）疏导负面情绪

照护者与老年人沟通时，应多以赞同取代争论，多以安抚代替说教，多追忆过去而不是反复提醒他们忘记了的事物，给予老年人足够的耐心和关爱。当老年人出现幻觉，感到紧张、焦虑时，不要执着地去纠正老年人的错误，可以注意分析老年人产生幻觉的原因并尽可能消除。当老年人出现妄想，情绪不稳定时，应鼓励老年人表达想法，不要试图劝服，更不要争辩，可引导老年人转移注意力，做些别的事情。

（2）倡导健康生活方式

在饮食方面，照护者要鼓励老年人戒烟戒酒，均衡膳食，丰富每日食物种类，尽量保证主食和副食的营养均衡，多吃蔬菜水果、奶制品，适量饮用咖啡、绿茶，食用坚果、蓝莓预防老年痴呆。在睡眠方面，鼓励老年人养成健康的睡眠习惯，保证充足的睡眠，避免因睡眠紊乱诱发痴呆症。在疾病方面，若老年人患有高血压、高血脂、心律失常等可能诱发痴呆的疾病，需定期体检，积极配合医生防治疾病。

（3）鼓励参与社交

对于痴呆症早期的老年人，照护者要及时探查老年人的心理感受，鼓励老年人结合自身的兴趣爱好，通过看报、做手工、书法等活动以促进大脑思维活动，选择适宜的社交活动，如下棋、跳广场舞、打太极拳等丰富老年生活，促使其建立良好的人际关系，在活动中锻炼大脑、愉悦心情、强身健体，减缓老年人认知能力的退化速度。

思考与练习

1. 简述患抑郁症老年人的心理特点。

2. 简述患焦虑症老年人的心理照护措施。

3. 简述患痴呆症老年人的心理照护措施。

4. 案例：郑某，女，71 岁。郑某最近好像变了一个人，脾气暴躁、易怒，经常哭泣、失眠，注意力很难集中，不再爱和邻居下棋。今早照护者收拾郑某的房间，发现床头放着一把水果刀。经询问得知，郑某早上醒来心情极度悲伤，觉得自己是个多余无用的人，想要离开这个世界。

请问郑某主要存在哪方面的精神障碍？

提示：老年人长期情绪不稳定，兴趣丧失，存在睡眠变化和人格变化。

模块七

照护从业人员的心理照护

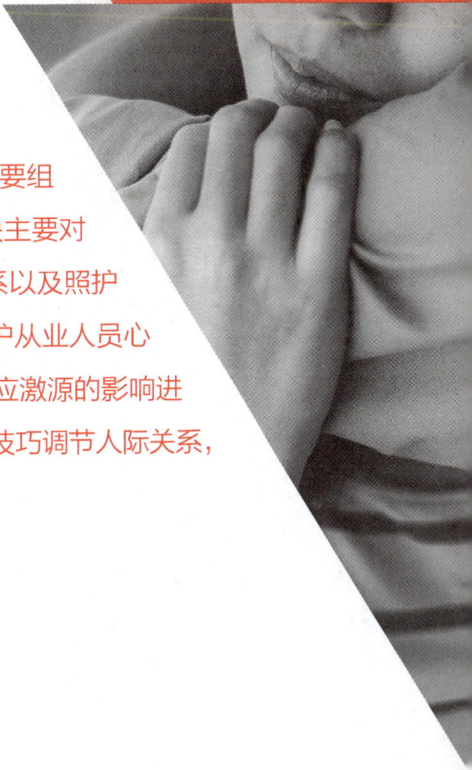

照护从业人员的心理照护作为心理照护领域主要组成部分，是照护工作有效开展的重要保障。本模块主要对照护从业人员的人格特征、心理素质、人际关系以及照护过程中应激源进行介绍，使照护者能根据照护从业人员心理素质的养成方法调节自身心理，能根据应激源的影响进行自我调节，并恰当地运用沟通方式与技巧调节人际关系，从而调节自我身心健康。

课题一 照护从业人员职业心理

能力目标

- 能判别照护从业人员的人格特征。
- 能知晓照护从业人员的心理素质。
- 能掌握照护从业人员心理素质的养成方法。

照护从业人员是照护活动过程中的具体执行者、操作者，主要是运用生活性和技术性照护技能，完成生活照护、医疗护理、康复保健和心理照护等工作。担任照护工作的照护者除需要有强健的身体，还要有健康的心理状态。本课题主要介绍照护者的人格特征和心理素质的养成方法。

一、照护从业人员心理概述

照护工作是倡导爱心、奉献的工作，一名合格的照护者除需要掌握一定的医学基础知识和照护操作技能外，还需具有良好的思想品质，以取得照护对象的信任，建立良好的护患关系。因此，照护者应具有良好的思想素质，开朗稳重、自爱自强、自信自律、乐于助人，对照护对象持以热情、诚恳的态度。照护者要有爱心、耐心、细心和责任心，尊重照护对象，当照护对象有需要时，能随时给予关心和支持。照护者应对工作认真负责、踏实严谨、机智果断，培养自己主动观察、勤于思考、善于分析的习惯。

照护者大多接受过专业教育培训，对从事的职业抱有自信心。但现实中因受社会偏见等影响，对照护者的评价较低，认为照护者只是对患者生活上的看护，照护者容易产生委屈、压抑等不良情绪。

二、照护从业人员应具备的心理素质

案例

李某，女，22岁，刚入职养老院，遇到一位老年高血压病人，因中风导致右侧偏瘫，说话含糊，情绪低落。病人对治疗缺乏信心，在照护过程中有抵触情绪。

讨论

李某应如何在工作中更好地为病人提供照护？

照护工作有独特的职业化内容、规范、标准，具备良好的心理素质可以帮助照护者适应并应对工作中出现的各种问题。

1. 照护者的心理能力

（1）观察力

照护者应具有敏锐的观察力，及时发现照护对象的变化，从照护对象身上获取直观信息，为医生的诊断治疗提供依据。

（2）注意力

照护者应该既能眼观六路、耳听八方，又能高度专注、排除内外干扰，杜绝差错事故。同时，照护者要善于分配注意力，遇到意外情况时，能根据工作目的和任务的变化，灵活地将注意力从一项工作转移至另一项工作上。

（3）沟通能力

照护者经常与照护对象接触，因此沟通能力是照护者的核心能力。照护者良好的沟通能力是建立和谐人际关系的基础，也是保证照护工作顺利实施的重要技能。在工作中，照护者要注意沟通的艺术和技巧，协调好照护对象、家属、医生，以及其他工作人员的关系。

（4）自我控制能力

照护对象以老年人居多，而老年人的生理、心理变化复杂，照护者在工作中要时刻注意调整和控制自己的心理，排除不利的心理障碍和干扰，以饱满的热情和积极的心态去开展照护工作。在照护过程中，照护者的情绪变化，尤其是面部表情对照护对象及家属都有直接的影响。照护者积极的情绪、和善的表情、稳重的举止，不仅能够调节气氛，而且能唤起照护对象的信心。

案例分析

李某除了需要具备熟练的照护技能外，还要有敏锐的观察力，及时观察照护对象的情绪变化。在照护过程中，要有爱心和同情心，同时还应具备良好的交流技巧，建立良好的护患关系，使患者配合照护，促进身体康复。

2. 照护者的情绪与意志

（1）积极稳定的情绪

照护者要善于调控自己的情绪，在工作中保持态度热情，服务周到，耐心细致，做到遇事不慌，以平和的心态完成各类照护操作。

（2）坚强的意志品质

照护者应坚信照护事业是关爱生命、维护健康的伟大事业，要以高度的责任感、十分的爱心和坚定的耐心，全身心地投入到照护工作中。

3. 照护者的性格

照护者应爱岗敬业，对工作认真负责、任劳任怨，对照护对象有爱心、耐心和同理心。照护者要保持开朗乐观的心态、积极稳定的情绪和良好的自我控制能力。

三、照护从业人员心理素质的培养方法

1. 丰富理论知识

照护者既要学习医学理论知识，也要学习心理学、社会学、伦理学等有关知识。照护者要运用心理学的理论和方法，学会自我调节，参与心理训练，不断进行自我评价。

2. 学会自我放松

照护者在工作中难免会遇到不如意的事情，应学会主动寻找工作中的乐趣，以积极的心态去面对和处理问题，注意劳逸结合，学习放松技巧，掌握调节不良情绪的方法，不断调整自我，保持良好心境。

3. 学习沟通技巧

言语沟通是建立良好护患关系的重要途径。在沟通中，照护者应态度诚恳、服

务热情，耐心倾听照护对象诉说，同时还应注视谈话对象，用眼神给予鼓励和安慰。有的照护者平时话不多，但经常面带微笑，也会让照护对象感到温暖。照护者掌握了沟通的方法和技巧，才能建立和谐的人际关系，取得患者的信任，有利于照护工作的顺利进行。

4. 参加心理健康教育

积极参加多层次、多形式的心理健康教育，不断提高自身的心理健康水平，使自己达到身心和谐、人格稳定健全的状态。只有照护者的心理处于健康状态时，才能更好地服务照护对象。

5. 加强实践锻炼

在照护过程中，要有意识地锻炼自身的观察力、思维力、注意力、沟通能力、自制力等，以适应和处理各种复杂的问题，做到忙而不乱，井然有序。

思考与练习

1. 简述照护从业人员的人格特征。

2. 简述照护从业人员应具备的心理素质。

3. 简述照护从业人员心理素质的培养方法。

4. 案例：小王负责的病区近日收治一名男性病人，该病人家属常成群前来探视，在病房内大声说话，随地吐痰。小王多次制止未果。一段时间后，该病人开始指责辱骂小王，认为小王在日常照护中对其爱搭不理，因此非常生气。

小王应如何协调与病人及其家属的关系？

提示：根据照护者职业心理素质进行思考。

课题二
照护领域人际关系

能力目标

- 能知晓人际关系的种类及特征。
- 能分析人际关系的影响因素。
- 能运用恰当的沟通方式和技巧调节人际关系。

人际关系是人与人在沟通与交往过程中发生、发展和建立起来的直接的心理联系，它以个人情感为基础，能够反映人与人之间心理上的亲疏远近。在照护过程中，良好的人际关系可以为照护者营造良好的工作氛围，以更好地开展心理照护工作。

一、人际关系的种类及特征

1. 医护关系

医护关系是指医生与照护者在医疗护理实践中因分工合作而形成的一种工作性质的人际关系。常见的医护关系类型有以下五种。

（1）医主护辅型

医生下达指令，照护者执行医嘱，配合医生完成治疗和照护任务。

（2）合作关系型

医生与照护者相互尊重、权利对等、相互合作，共同协商病人的照护方案。当医嘱存疑时，照护者能及时与医生沟通，进行确认。

（3）师生关系型

医生和照护者均可以成为对方的老师。

（4）友善的陌生人关系

医生与照护者之间只存在工作的信息交流，其他方面保持一定的距离。

（5）敌对关系型

医生与照护者之间偶尔也会因病人的事情发生矛盾，出现口头辱骂、指责、威胁等现象。

2. 护护关系

照护者之间的关系称为护护关系。由于照护者年龄、资历、学历、知识水平、工作经历、工作职责及心理特征的不同，在交往中有可能发生冲突，影响照护工作的正常开展。因此，照护人员需要正确把握护护关系的沟通策略。

（1）上下级护护关系

上下级护护关系主要是上级和下级、高年资和低年资、领导和被领导的关系，这种关系是在长期交往、配合、支持、信任、理解的基础上建立的。

（2）同级护护关系

同级的照护者年龄、工作阅历基本相同，观察问题、思考问题和处理问题的角度也基本相似，沟通交流时有更多的共同语言。但由于同级照护者面临的表现机会、晋升机会相近，可能产生竞争心理，有时会出现嫉妒、忌恨心理。

3. 护患关系

案例

小胡正在照护一位脑出血后遗症病人。医生嘱咐病人需要多做下肢活动，但病人总说自己下肢麻木无力，无法活动，致使康复效果欠佳。病人对照护工作不满意。

讨论

小胡应当建立哪种护患关系模式来帮助病人康复？

护患关系是指照护者与照护对象及其家属在照护过程中建立起来的相互联系、相互作用的人际关系。常见的护患关系包括以下三种。

（1）主动被动型

照护者处于主动或支配的地位，照护对象及其家属只是被动服从，听从安排和处置。这种关系忽视了照护对象在照护过程中的主观能动性，不仅影响照护效果，还有可能产生不应有的差错。

（2）指导合作型

照护者通常以指导者形象出现，根据照护对象状况决定照护方案和照护措施。照护对象尊重照护者的建议并主动配合，积极提供相关信息，对照护方案和照护措施提出意见和建议。医护人员仍处于主导地位，但照护对象的主观能动性得到了充分发挥。

（3）共同参与型

共同参与型模式以照护对象为中心，以平等关系为基础，以早日康复为共同愿望。在这个模式中，照护者通常以引导者形象出现，为照护对象提供合理的方案和建议。照护者与照护对象均为主动，相互支持、相互配合。维护健康的责任主要由照护对象自己承担，照护者只扮演帮助者或引导者角色，这是目前大力提倡的护患关系类型。

案例分析

照护者应当做好引导者的角色，对照护对象提出合理的建议，鼓励照护对象发挥主观能动性，建立共同参与型护患关系。

二、人际关系的影响因素

1. 疾病因素

当照护者工作压力大或患病时，机体会表现出懒言、感知觉能力降低、思维记忆能力减弱等现象，给照护工作带来不便，对人际关系产生影响。

2. 心理因素

照护者自身的气质、性格、需要、动机和能力等都会对人际关系产生一定的影响。当照护者精神压力大时，易出现紧张、易怒、情绪不稳等负面心理，影响正常的人际沟通。

3. 环境因素

当今社会正处于转型时期，经济变革、社会结构调整、文化发展、需求变化等使人际关系由封闭转为多元开放。照护者要适应环境的变化，树立良好的人际关系。

三、沟通方式与技巧

照护者为使自己的沟通行为对照护对象起到积极作用，不仅要掌握护患沟通的原则和技巧，学会将信息准确地传递给照护对象，而且要善于观察照护对象的反馈，判断照护对象对信息的接收度及感受度。

1. 形成良好关系的原则

（1）尊重照护对象

照护者在与照护对象的交流沟通中应使用礼貌用语，恰当地使用鼓励性语言，让照护对象感受到照护者的关怀和支持，感觉到自己被尊重，从而增强康复信心。

（2）围绕照护工作

照护者与照护对象的沟通要围绕照护工作有目的、有计划地进行，交流前做好充分的准备，明确交流的目的和方式，根据照护对象的性别、年龄、职业、文化程度、健康状况以及性格，采用与之相适应的沟通方式和技巧。

（3）及时给予反馈

照护者在与照护对象交流沟通时，可采用点头、微笑等方式应答，及时整理分析交谈中获得的信息，并将有关内容反馈给照护对象。

2. 形成有效沟通的方式

（1）言语沟通方式

言语沟通是护患沟通中最重要的沟通方式，能使照护者和照护对象简洁明确地传递和获取信息内容。在言语沟通中要注意以下三点技巧。

1）通俗易懂、简单明确

护患共同参与照护活动是常用的形式，照护目标、计划、措施的制订和落实均需要照护对象的参与。在交流中，照护者要避免使用过于专业化的术语，以便于照护对象理解和接受。对于有严格要求的注意事项，必须准确无误地交代清楚。

2）多听少说

护患沟通中的听比说更重要。听的过程既是获得照护对象有关信息的过程，同时又是对这些信息进行归纳总结的过程。倾听的过程也是让照护对象表达思想的过程，照护对象向照护者诉说还可起到消除心理紧张的作用。

3）引导性提问

照护者与照护对象之间的言语交流要围绕着交谈目的。必要时，照护者可用提问的方式来引导话题，切忌生硬地打断照护对象的谈话。

（2）非言语沟通方式

非言语沟通指的是护患双方在沟通过程中，运用非言语的方式传递信息。常见的非言语沟通方式包括目光接触、人际距离、表情、语调等。

1）目光接触

目光接触是最重要的非言语沟通方式。照护者与照护对象交谈时，可以用目光接触检验信息是否被照护对象接收。

2）人际距离

人际距离是沟通和交往时双方身体之间的空间距离。照护者与照护对象谈话时应保持正常的社交距离，以免引起对方的不适。对于老年照护对象来说，可以保持比较近的距离来促进情感交流。

3）表情

表情可以分为面部表情和身段表情。照护者在照护过程中，不但要观察照护对象面部表情传达的意义并及时反馈，还要善于运用自己的面部表情。当照护对象情况改变，照护者镇定自若的表情和有条不紊的操作可以让照护对象放松心情，使交流变得自然顺畅。身段表情是指以扬眉毛、噘嘴、挥手、耸肩、点头、摇头等身体姿态进行沟通的方式。

4）语调

照护者在说话时的节奏、语速、流畅性等，都会帮助传情达意。

3. 促进关系发展的技巧

（1）主动交往

照护者应主动与照护对象交往，态度要热情诚恳。通过沟通，让照护对象了解自己、喜欢自己。双方在相互了解的基础上才会坦诚相待，才能建立良好的护患关系。照护者应建立并强化主动与人交往的意识，掌握主动与人交往的技巧。

（2）帮助对方

以帮助为开端的人际关系，不仅容易确立良好的第一印象，而且人与人的心理距离也会缩短。当照护对象遇到困难或危机时，照护者及时给予帮助，会很快赢得照护对象的信任，建立融洽的护患关系。

（3）关注对方

如果交往的双方处在两个不同的情感和理解的基点上，那势必对不同的事物有着不同的兴趣和关注点，只有当双方的兴趣和关注点聚在一起时，才能真正发挥有效沟通和加强相互关系的作用。照护者想要获得照护对象的认可，就必须关注其感兴趣的事情，了解他们的身心状况，以解决照护对象的需求，增加信任感。

（4）肯定对方

每个人都有强烈的自我价值保护倾向，对否定自我价值的人有着强烈的排斥情绪。称赞是对他人的肯定，每个人都有得到他人肯定和尊重的需要。照护者选择恰当的时机和适当的表达方式赞许照护对象是增进彼此感情的好方法。

思考与练习

1. 简述照护从业人员人际关系的种类及特征。

2. 简述影响人际关系的因素。

3. 简述照护过程中的沟通技巧。

4. 案例：小高负责的病区近日新入住一位心肌梗死病人，入院后病人表情痛苦，面色苍白。小高想通过提问的方式详细了解病人的情况时，病人却皱着眉头不想回答。

小高应当如何与新病人迅速进行良好的沟通？

提示：照护者应秉持尊重照护对象、围绕照护工作、及时给予反馈的原则，结合护患关系的沟通方式与技巧进行分析。

课题三
照护工作中的应激问题

能力目标

- 能知晓照护从业人员的应激特点。
- 能分析应激源对照护从业人员的影响。
- 能对应激进行自我调节。

照护工作中的应激问题是照护从业人员工作中各种需求与其生理、心理素质不适应的一种身心失衡状态，持续高水平应激对照护者的身心健康和工作质量会有显著的影响。照护工作责任大，包含许多技术操作，是一项高应激职业。照护者的身心健康状况也会影响照护工作质量。本课题主要介绍了照护工作中应激源的概念及特点、照护者的应激反应，以指导照护者学会应对工作中的应激，保持身心健康。

一、照护工作中的应激源

案例

小金负责病区的一名男性病人，是某企业退休干部，有高血压、冠心病史，平时性格急躁，上周因与家人发生争执导致冠心病发作入院。目前病人血压稳定，但情绪激动，认为自身未迅速康复是小金的原因，对小金的工作诸多挑剔。小金感到委屈，情绪低落，对工作失去了兴趣。

讨论

请分析小金产生应激的原因及应激特点。

照护工作中的应激源是指能够引起照护者产生应激的各种刺激，多来自工作中的各种事件。

1. 产生原因

（1）工作风险

照护对象的情况变化多端，不确定因素很多，导致照护者工作难度大、应激强度高。在照护过程中照护者若出现差错，不仅可能威胁到照护对象的身心健康，甚至可能威胁生命，造成照护者承担了极大的职业风险，极易引起应激反应。照护者在照护过程中经常面对患者的死亡等突发事件，也会引起照护者的应激反应。

（2）工作认可

有些照护对象和家属对照护工作的重要性认识不足，忽视照护者的努力和付出，使照护者不能得到应有的尊重及充分的肯定，易造成照护者的心理失落，导致心理压抑，引起照护者的应激反应。

（3）工作冲突

照护者在为照护对象提供照护时往往无法顾及自身及家庭的需求，无法平衡家庭和工作之间的关系，导致应激的发生。

（4）人际关系

照护对象及其家属对照护者的不认可、不尊重，易造成护患间的冲突。同事之间缺乏理解与支持，管理者对照护者批评多、关怀少，医生对照护者的照护工作要求过高等，都会导致照护者的应激反应。

2. 应激特点

（1）焦虑

工作过程中面临的多种风险极易使照护者产生焦虑，多表现为紧张、害怕、烦躁不安。适度的焦虑可以提高照护者的警觉水平，促使其采取合适的方式及行为应对应激，提高应对和适应能力。过度的焦虑会妨碍照护者正确认识自己所面临的应激，难以做出理性的判断和决定。

（2）恐惧

照护者面临病人的濒死状态或死亡等突发事件时，或受到照护对象及其家属的威胁伤害时产生恐惧心理。适度的恐惧能促进照护者做出积极的应对行为。过度或持久的恐惧会对照护者产生不利影响，主要表现为认知水平的下降和应激反应的混乱。

（3）愤怒

照护工作的各种人际关系冲突，如照护对象及其家属对照护者的不认可、同事间缺乏理解与支持等，易使照护者产生愤怒。愤怒实际上是一种情绪宣泄，经过适当疏导，在一定程度上可以得到化解，如处理不当则可能激化，导致攻击行为的发生。

（4）抑郁

照护者日常工作负荷重，承受着较大职业心理压力，但照护工作的社会认可度不高，易导致以情绪低落、兴趣缺乏等情感活动减退为主要特征的抑郁症状，表现为悲观、失望和无助，常伴有失眠、食欲减退，严重者有自杀倾向。

3. 影响因素

（1）工作环境

照护者的工作负荷重。有的照护对象情况复杂，可控程度低；有的照护对象照护时间长，效果缓慢，不容易获得工作成就感。因此，照护者经常处于高应激水平状态。

（2）工作经历

刚参加照护工作的照护者期望值较高，但因缺乏工作经验和应对应激的能力，容易遭受挫折，出现强烈的应激反应。相反，有经验的照护者，面对同样的工作应激源，大多能有效地处理，从容应对，不容易产生挫折，或仅出现较轻的应激反应。

（3）人格

照护者的人格特征对应激有一定的调节作用。外向型者倾向于主动寻求新颖、变化的活动，对单调、重复性工作耐受性低，容易导致应激。内向型者倾向于回避变化不定的活动，对单调、重复性工作耐受性高，较少出现应激反应。

（4）社会支持

社会支持能有效缓解照护者的应激，护患之间、医护之间、护护之间及上下级护理人员之间相互理解和支持，能在一定程度上缓解各种矛盾，提高照护人员耐受应激源的能力。

案例分析

（1）病人认为自身未迅速康复是小金的原因。

（2）小金感到委屈，情绪低落，对工作失去了兴趣。

考虑小金承受了较大职业心理压力，病人对其工作的认可度不高，小金表现出抑郁的应激特点。

二、应激对照护从业人员的影响

1. 生理反应

照护者长期超负荷的工作和紧张的情绪会使他们感到疲乏无力、精力不足，使照护人员在不知不觉中健康恶化。

2. 心理反应

照护工作应激常见的表现主要有焦虑、紧张、疲劳、情绪过敏、忧郁、孤独、自信心不足，导致照护者对照护工作的满意度降低，负面情绪增加。

3. 行为效应

照护工作应激可能会给照护者带来行为改变，工作能力降低、判断能力下降导致不能正常工作，与家人和朋友关系恶化，对事物的兴趣减退，严重者甚至出现自杀倾向。

4. 组织效应

照护者的工作是一项群体工作。他们根据医嘱和照护对象具体情况制订照护计划，与其他照护者共同完成照护工作，及时向医生反馈照护对象的治疗效果。医疗、照护工作的顺利进行，离不开照护者的管理和协调。

三、照护工作的应激处理

1. 照护者自我调节

（1）培养自身专业素质

照护者应充分认识照护工作的利他性，理解自身工作的价值，培养自己对工作的热爱，树立为照护对象服务的敬业精神，加强专业理论的学习和技能训练，不断掌握新技术，学会应对紧张的技巧，提高心理压力的承受能力，有意识地培养自己乐观、开朗、热情、和善、宽容的性格。

（2）正确对待工作压力，适度调控情绪反应

照护者面对应激时要冷静分析原因，总结经验教训，改变消极认知；消除不合理的观念，进行换位思考，对应激源进行合理再评价，增强战胜困难的信心；同时用意志力适度地调控愤怒、焦虑等不良情绪，以保持平衡的心理状态，促进个体身心健康。

（3）改善周围环境，争取社会支持

发生心理应激时，照护者可通过改善自身的人际关系，获得来自社会支持系统的关心、指导和帮助，或改变造成心理应激的环境，使紧张得以缓解，从而有效地应对应激。

（4）寻找精神宣泄，掌握放松技术

照护者可寻找一种能使自己自由表达受压情感的情境，让内心痛苦得到宣泄，紧张情绪得到缓解。例如，痛苦时大哭一场，心烦时找知己倾吐一番，也可通过散步、跳舞、唱歌等方式放松。

（5）加强自我防护意识

近年来，医疗纠纷增多。照护者应学习相关的法律法规，形成敏锐的职业防范意识，培养自己预测事态发展的能力。在工作中，要注意沟通技巧，健康宣教时要准确、详细、全面。

2. 照护管理者的针对性措施

（1）改善工作环境

管理者应当对照护场所的环境加以优化和改善，营造一个和谐、优美的工作环境。照护者在整洁、干净、安全的环境中工作，不仅能保持心情舒畅，还能提升工作积极性。

（2）合理调整工作量

照护工作任务繁重、工作时间缺乏规律、照护人员不足，普遍存在超负荷工作的情况。管理者应适当增加照护者数量、合理调配上班人员，保证照护者的休息和睡眠。管理者要合理安排白班与夜班的频率，降低超长工作、频繁夜班对照护者身心造成的损害。

（3）提高照护者待遇

定期对照护者进行专业知识和技能培训，为照护者提供进修和深造的机会，从

而缓解照护者的职业危机感，提高照护者的职业成就感。同时，要提高照护者的工资待遇与福利水平，对于评优或升职等机会要保证公平。

（4）提供高质量的人文服务

管理者平时应组织安排适当的文体活动，释放照护者在工作过程中承受的心理压力，定期安排照护者进行心理健康知识的学习，提高对应激源的认知和评价、掌握心理沟通技巧、培养对挫折的承受能力，使照护者能科学地进行自我心理调节。

（5）强化工作场所秩序管理

对照护者的言行和照护对象及其家属的行为进行规范，维护工作场所秩序，预防和减少医护纠纷的发生。一旦发生护患间的矛盾和冲突，既要维护照护对象的利益，也要维护照护者的合法权益。

3. 照护工作应激处理要点

（1）运动和休息

经常运动可增强身体心肺功能，增加血液循环，改善肌肉张力，从而达到缓解应激反应和提高个体应对应激的能力。照护者平时应养成良好的休息和睡眠习惯，以消除疲劳和紧张的情绪，保证有足够的精力成功度过应激阶段。

（2）有效的时间管理

照护者应学会管理时间，建立符合实际情况的工作任务表，按轻重缓急的顺序，不轻易打断正在进行的活动，要学会区分哪些请求可以立即满足，哪些请求可以推迟满足，哪些请求可以忽视不管。

（3）心理和社会支持

心理和社会支持可缓冲应激源，减轻应激反应，应该帮助照护者认识当前的处境，树立战胜困难的信心。

思考与练习

1. 简述照护者的应激特点。

2. 简述应激对照护者的影响。

3. 简述照护者对应激的自我调节要点。

4. 案例：小李，女，21 岁，大学毕业后进入照护中心工作。由于家距离单位较远，平时吃住在单位宿舍。她对同寝室的同事在休息时放收音机、唱歌的行为非常反感，简直难以忍受。与同事沟通后稍有好转，但时间一长又恢复如初。尤其在自己要上夜班时，总担心会有声音干扰自己，睡不好觉，担心上夜班时精力不足，工作出差错。小李非常苦恼，严重影响了自己的工作生活状态。

小李该如何进行自我调节？

提示：根据案例分析小李目前的应激源及应激特点，提出相应的应激处理方式。